セレクション社会心理学―23

バーンアウトの心理学

燃え尽き症候群とは

久保真人 著

サイエンス社

「セレクション社会心理学」の刊行にあたって

近年、以前にも増して人々の関心が人間の「心」へ向かっているように思えます。「心」の理解を目指す学問領域はいくつかありますが、その一つ社会心理学においては、とくに人間関係・対人関係の問題を中心にして刺激的な研究が行われ、着実にその歩みを進めています。

従来から、これらの研究を広く総合的に紹介する優れた本は出版されてきましたが、個々のトピックについてさらに理解を深めようとしたときに適切にその道案内をしてくれるシリーズはありませんでした。こうした状況を考慮し、『セレクション社会心理学』は、社会心理学やその関連領域が扱ってきた問題の中から私たちが日々の生活の中で出会う興味深い側面をセレクトし、気鋭の研究者が最新の知見に基づいて紹介することを目指して企画されました。道案内をつとめるのは、それぞれの領域の研究をリードしてきた先生方です。これまでの研究成果をわかりやすいかたちで概観し、人間の「心」について考える手がかりを与えてくれることでしょう。

自ら社会心理学の研究を志す学生の皆さんだけでなく、自己理解を深めようとしている一般の方々にとっても大いに役立つシリーズになるものと確信しています。

編集委員　安藤清志　松井　豊

目　次

目　次

1 ● バーンアウト研究の意義

●ヒューマン・サービス

ヒューマン・サービスとは、顧客にサービスを提供することを職務としている職業の総称で、代表的なものとしては、看護師、教員、ヘルパーなどがあげられます。彼らの活動領域は、医療、教育、福祉などの公共サービスが中心となります。また、本書では、ほとんど言及しませんが、公共サービス以外にも、レジャー・宿泊施設の従業員、客室乗務員、一部の営業職なども、広い意味で、ヒューマン・サービスに含まれます。その人の知識・技術にもとづく無形の成果、つまり、サービスを顧客に提供することで、その代償として賃金を受け取っているという点で、彼らの職務は共通しています。

近年、このヒューマン・サービスの現場で、バーンアウト（burnout）という言葉が、注目を集めるようになってきました。燃え尽き症候群と訳されることもあります。今まで、普通に仕事をしていた人が、急に、あたかも「燃え尽きたように」意欲を失い、働かなくなる、そのまま離職、転職してしまう人も少なくありません。彼らが、最初から意欲の乏しい「怠け者」であったならば、事態はそう複雑ではなかったでしょう。しかし、「燃え尽きる」以前は、精力的に仕事をこなし、まわりの人たちからも一目置かれる存在であった場合も多く、その前後の落差が大きいだけに、同僚や上司も「あの××さんが、なぜ…」と驚かざるをえません。

●社会的背景

バーンアウトという現象は、七〇年代以前、ほとんど問題とされることはありませんでした。それが人々の関心をひくようになったのは、ヒューマン・サービスの需要が急増した七〇年代中期以降のことです。この社会的背景について、ファルバーは、現代社会における人々の孤立の問題を指摘しています。彼は、著書のなかで次のように述べています。

「アメリカの労働者は、急速に地域などのコミュニティから切り離され、孤立を深めています。他方、職場では、職務の達成とそこから得られる報酬にやっきとなっています。つまり、一方で高いレベルの職務をこなし、他方でその欲求不満を解消するための資源が与えられていないというアンバランスが存在するのです。(現代社会は)まさしく「完璧な」バーンアウトの条件を満たしていると言えるでしょう」(ファルバー、一九八三、一一頁)。

また、チェルニス(一九八〇)も、ヒューマン・サービス従事者とバーンアウトとの関係が注目され始めた原因として、社会における個人主義の浸透をあげています。親類や友人などとの人間関係が希薄になっていくなかで、生活上のさまざまな問題の解決を専門家であるヒューマン・サービス従事者に依存する人々が増えてきました。この急速な需要の拡大に、ヒューマン・サービスの現場が対応しきれなくなったのです。つまり、ヒューマン・サービスへの人々の要求が増大する一方で、それらの負担が少ない人的資源に委ねられ、そのため、多くのサービス従事者が過重な負担に耐えきれず、ストレスを訴えるようになったのです。

ただ、問題を少し違った角度から見れば、個人主義化という社会の変化が、今まであまり注目されてこなかったヒューマン・サービスという職種の社会的重要性を高め、その現場で起こっている諸問題に人々の関心が向き始めたと言うこともできるでしょう。

●バーンアウト研究の意義

わが国においても事情はまったく同じです。近年、バーンアウトが真剣に議論されなければならないのも、わが国におけるヒューマン・サービスの需要の高まりがその背景にあることは言うまでもありません。個人主義的考え方が社会に浸透し、家の崩壊や地域社会の空洞化を招いた結果、家庭や教育など生活上の諸問題を専門家に頼ろうとする傾向は日増しに高まっています。

さらに、国立社会保障・人口問題研究所の二〇〇二年推計によれば、人口の高齢化が、現在のまま進行すれば、西暦二〇一四年には、国民の約四人に一人が六五歳以上の高齢者になるとの予測があります。増大する高齢者の看護、介護を支え、きたるべき高度福祉社会の担い手となるのが、看護師やヘルパーなどのヒューマン・サービス従事者です。今後、急速に進行する高齢化社会において、ヒューマン・サービスの需要は質量とも、今とは比較にならないほど増大することに疑いの余地はありません。ヒューマン・サービス従事者は、新しい社会の担い手として、その存在がますますクローズアップされていくでしょう。

このような社会的背景を考えると、ヒューマン・サービスの現場でバーンアウトが多発すること、あるいは、その背景にあるヒューマン・サービス組織のさまざまな問題点は、ヒューマン・サービス固有の問題にとどまらず、将来、社会の骨組みそのものを揺るがしかねない問題に発展する可能性があります。バーンアウトの原因の究明とその対応策の構築は、私たちの社会にとって急務の課題と言えるでしょう。

●本書の構成

次章以降では、バーンアウトについて、その概念定義、因果関係、予防と対策といった順に、包括的に議論を進めていきます。

バーンアウトの各論に先立って、第2章では、ストレスについてまとめてみました。言うまでもなく、本書のテーマであるバーンアウトは、ストレスという医学、生理学、心理学といった広大な学問的裾野を持つ研究分野の一端に位置づけられるものです。ここでは、後に続く議論を理解する助けとなるよう、ストレスの基本的な枠組みについて概説しました。

第3章と第4章では、バーンアウトという概念について論じています。バーンアウト研究では、その状態を測定するための「ものさし」をつくる、いわゆる尺度化の過程のなかで、概念の明確化と既存の概念との差別化についての検討が重ねられてきました。この二つの章では、バーンアウト研究の事実上の「世界標準」となりつつあるマスラック・バーンアウト・インベントリー（Maslach Burnout Inventory）をめぐる研究を中心に、バーンアウトとは何かについて、踏み込んだ議論をおこなっています。本書の執筆にあたっては、できるだけ専門用語を使わずに議論を進めていくよう努めたつもりですが、これらの章は、少し専門的色彩が濃いかもしれません。

第5章では、バーンアウト発症のリスク要因について論じています。バーンアウトに関する研究の大半は、実態調査などにより、バーンアウトのリスク要因を検討するものです。今までバーンアウトとの関連が指摘されてきた要因は、筆者が知っている限りでも数多くあります。この章では、それらの要因を総花的にレビューすることはあえて避けました。むしろ目指したのは、バーンアウト研究の主要なフィールドであるヒューマン・サービス組織そのものについての論考です。ヒューマン・サービス組織に特徴的な要因に絞って、バーンアウトとの関連を論じています。

第6章では、バーンアウトの予防と対策という視点から、対処行動ないしは施策について論じました。一般的なストレスへの対処行動の説明に始まり、ヒューマン・サービス従事者と組織、双方にとっての対処のあり方、さらには、ストレスの予防、低減にむけた組織的介入の手順など、幅広い議論を展開しています。

最後の第7章は、本書全体のまとめにあたります。私たちバーンアウト研究者が、過去の研究から何を学び、そして、これから何を学ばなければならないのかについて論じています。他の章に比べて、筆者の主張が前面に出ている章でもあります。

2・ストレスとバーンアウト

●ストレスとは

読者のなかで、ストレスという言葉を今までに使ったことない人はひとりもいないでしょう。「今の仕事、めっちゃストレスたまるわ」とか「ショッピングは私のストレス解消法やねん」などは、会話で普通に使われる表現ですし、「テクノストレス」や「育児ストレス」など○○ストレスという言葉は、日々「新種」がつくりだされています。

ストレス（stress）は、私たちの生活に深く根付いている言葉ですが、ストレスという言葉がもっぱら心身の健康という文脈で使われるようになったのは、それほど昔のことではありません。学術用語としてのストレスは、もともと工学などの分野で用いられていた用語で、それが転じて今の意味で使われるようになったものです。物体に外部から力が加わったとき、物体には元の状態に戻ろうとする反作用（応力）が働き、外部からの力との間で緊張状態が生まれます。これが工学分野で言う「ストレス状態」です。試しに、インターネットの検索サイトに「ストレス」というキーワードを入力してみてください。メンタルヘルスなどに関わるサイトにまじって「金属疲労」などという表題のサイトがヒットしてきます。ストレスという言葉を、ヒトの状態を記述するための学術用語として初めて用いたのは、医学者のハンス・セリエ（一九〇七―八二）です。

セリエは、ネズミに有害な刺激を加えると、副腎皮質や胃・十二指腸などに、ある一定の生理的反応が出現することに着目しました。それらの反応は、有害刺激の種類（電気ショックや寒冷環境など）に関わらず同じで、その意味で、非特異的な反応でした。

ある特定の刺激がある特定の症状、たとえば、熱は火傷、寒冷は凍傷を引き起こすということが、それまでの医学の基本的な枠組みでした。これは、刺激と反応の特異的な関係で、セリエはこれらを「局所適応症候群」と呼びました。それに対して、刺激の種類に関わらず見られる非特異的な反応を「一般適応症候群」と名づけたのです。つまり、複数の有害刺激への暴露実験の結果、火傷や凍傷などの刺激特有の反応（局所適応症候群）とともに、消化器系の炎症という共通の反応（一般適応症候群）が観察されたのです。言うまでもなく、後者が後にストレス（反応）と呼ばれる現象です。

では、この一般適応症候群がなぜストレス（反応）と呼ばれるようになったのか。それは、セリエ自身が、一般適応症候群のメカニズムを説明するために、従来工学分野の用語であった「ストレス」という言葉を用いたことにその端緒があります。その後、この現象を指す用語として、一般適応症候群という難解な用語よりも、ストレスという直感的に理解しやすい用語が用いられるようになっていきます。セリエにより示された一般適応症候群、つまりストレスという現象は、数多くの研究者の注目を浴び、ストレスという言葉は世界中に広がっていくことになります。

●ストレッサ

ふたたびセリエの初期の研究に話を戻します。彼がストレスという言葉を用いたのは、物体に加わる外部からの力と物体自身の応力との緊張関係が、「ストレッサ」と呼ばれる環境因子とそれによって引き起こされる生体の反応との関係に非常に似通っていたからです。この関係は、よくゴムボールのアナロジーにより説明されます（図1参照）。ゴムボールをかたく握ると、丸いボールの形は歪んでしまいます。強い力で握ればボールの歪みは大きくなり、弱い力ならば歪みは小さくなります。また、ボールを握るのをやめれば、ボールは瞬時に元の丸い形に戻ります。それは、外部から力が加わるとボールの

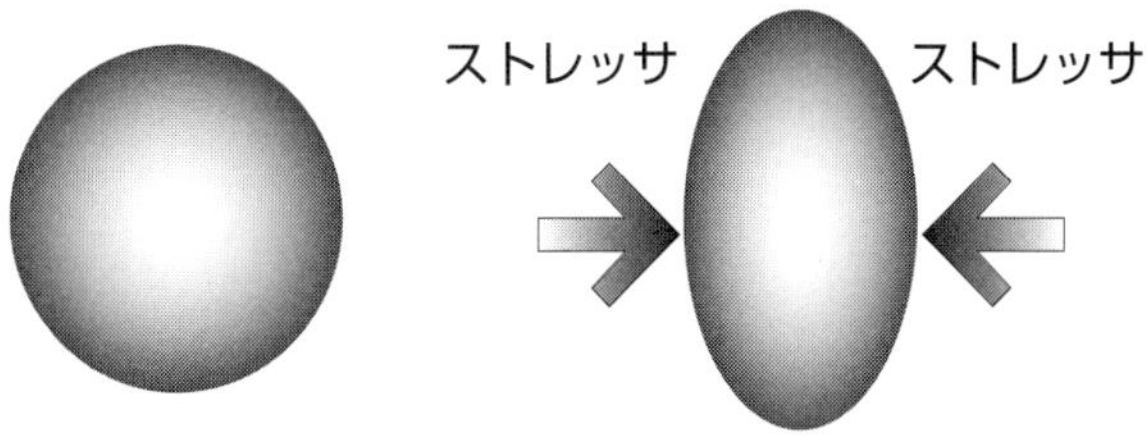

図1 ボールのアナロジーによるストレスの説明

側にもその力に抗して元の形に戻ろうとする反作用の力が生まれるからです。

生体においても、外部からの力が加わると、生体内部にこれに抗する反発力が生まれ、両者の間に緊張状態が生じます。これがストレス状態です。歪みの原因となっている外からの力をストレッサ（stressor）と呼びます。強いストレッサであれば、それに抗するために生体は強い力で応えなければなりません。逆に弱いストレッサであれば生体もそれほど大きな力で応える必要はありません。ストレッサが取り除かれれば、ボールの場合と同様に、生体はストレス状態から脱し、通常の状態に戻ります。ストレスはストレッサが存在するときの一時的な状態にすぎません。

ストレスが問題となるのは、生体が応えることのできる以上の力が働いたときや、その力を越えないまでも持続的に力がかかり続けたときです。ボールであれば、ボールの反発力を越える力がかかるとボールが変形したり、破裂したりして二度と元の形には戻らなくなってしまいます。また、それほど強い力ではなくても、繰り返し持続的に力が加わることによってボールは変形してしまいます。

ただ、どの程度の力がどのくらいの時間加わればボールが変形するかは、ボールの固さとも関係してきます。たとえば、軟式テニスのボールよりも硬式野球のボールのほうが、より強い力に長く耐えることができます。人の場合も同じで、同じ強さのストレッサを受けても、個人によってその受け取り方は違います。これを個人によるストレス耐性の違いと言います。

同じ職場環境にいても、ストレスに起因する障害や疾病で治療を必要とする人もいれば、健康に働き続けている人もいます。この意味で、ストレスを論じる場合、個人差は無視できない要因です。しかし、個人のストレス耐性の多少に関わらず、強いストレッサが繰り返し加えられる環境が生体にとって有害であることに変わりはありません。

では、ストレスはなぜ心身にとって有害なのでしょうか。先に、ボールのアナロジーを使って説明しましたが、今度は、生体のメカニズムの観点からストレスの過程を説明してみます。

今まで、ストレッサを外部からの力として象徴的に説明してきましたが、具体的に言えば、ストレッサとは、生活環境のなかで、私たちにとって不快あるいは脅威として感じられる刺激・状況を指します。

たとえば、目前に迫った締め切りまでに仕事を仕上げなければならないとか、そりの合わない上司がいるとか、あるいは、交差点の自動車の騒音などはストレッサと考えてよいでしょう。ただ、同じ音でも、車のエンジン音やクラクションなどはたいていの人にとって不快な刺激に違いありませんが、朝寝床で聞く小鳥のさえずりが嫌でたまらないという人はまれでしょう。この意味で、まわりの刺激のうち、何がストレッサとなり何がストレッサでないかは、それらの刺激により私たちがストレス状態を経験するか否かで決まります。つまり、ストレスの原因となっている環境因がストレッサということになります。

何か頼りない定義ですが、ストレッサをこれ以上限定して定義することはできません。ストレス研究の第一人者であるラザルスとフォルクマン（一九八四）は、ストレスをストレスとして認知し評価した場合、ストレスはストレスになると述べています。環境のなかの何かの刺激に反応し、ストレス状態を経験した場合、私たちは、その何かをストレッサとして認知したことになります。

●ストレス反応

では、ストレスを経験しているとき、私たちの体内では、どのような変化が起こっているのでしょうか。ストレッサに対して私たちはどのように反応するのでしょうか。

ストレスの結果生じる心身の変化を「ストレス反応（ストレン strain）」と呼びます。ストレス反応には短期的なものと長期的なものがあります。ストレッサを認知すると、脳は心身に〝警告〟を発すると同時に、環境の脅威に対する心身の備えを整えます。各種のホルモン（ストレス時に特徴的なホルモンを特にストレスホルモンと呼ぶことがあります）が分泌され、心身の覚醒水準が急速に高まります。この心身の変化は、本人の意志とは関係なく生起する、生物学的にプログラムされたものです。この際、心拍数の増加、血圧の上昇、呼吸数の増加、体温の上昇、筋肉の緊張などの変化が認められますが、これらの反応は、ストレッサの認知とともに時をおかずあらわれる反応で、短期的なストレス反応と言えます。

ここまで書くと、セリエがこの現象を「一般適応症候群」と呼んだ理由がおわかりいただけるかと思います。つまり、ストレスとは、生体が、環境からの脅威に際して、その脅威に適応していくためのプロセスであり、ストレスの結果生じる心身の変化は環境の脅威がなくなると同時に消失します。この意味で、短期で解消されるストレスについて、その心身へのリスクを議論する必要はほとんどないと言えるでしょう。ストレスが心身へのリスク原因として問題となるのは、環境からの脅威であるストレッサが解決されないままに、ストレス状態が長期にわたり繰り返されたときです。

強いストレスを長期にわたり繰り返し経験した場合、緊張状態を維持するため心身に過度の負担がかかり、心身の疲労が急速に進みます。私たちの体は、日中の活動により疲労しますが、睡眠や休息により回復します。この疲労―回復の絶えざる繰り返し、覚醒水準が規則的に上下するリズムにより、私たちの心身の健康が維持されています。長期にわたる頻繁なストレスは、この疲労―回復のリズムを破壊してしまいます。

絶えざる緊張は、日々の疲労を回復されないままに蓄積していくことにつながります。蓄積された疲労は、さまざまな健康上の障害を引き起こします。このような長期間ストレスを経験した結果生じる心身の変化を、長期的ストレス反応、あるいは一般に、ストレス性疾患と呼びます。

睡眠障害、食欲不振、頭痛などは、ストレス性疾患の初期症状として知られています。疲労が蓄積され始めたことを知らせる心身の変化です。この状態を経過して、なお事態が改善されない場合は、さらに、より深刻な疾患のリスクが高まってきます。

米国国立職業安全保健研究所（National Institute for Occupational Safety and Health：NIOSH）は、特にストレスとの直接的な結びつきが強い疾患として、循環器系疾患、筋骨格系疾患、精神疾患をあげています（NIOSH、一九九九）。また、持続的なストレスを経験している人には、飲酒や喫煙など健康を損なうリスクの高い生活習慣を持つ人が多く、これらが原因となって起こるいわゆる生活習慣病も、その背景にストレスの影響が認められる場合も少なくないことも合わせて指摘しています。本書のテーマであるバーンアウトは、近年、ヒューマン・サービスの現場で注目され始めたストレス性疾患の一つです。

●ストレスのプロセス

すでにストレスという言葉は、日常、頻繁に用いられる言葉となっています。ただ、日常語としてのストレスと本来の意味でのストレスという概念とは、多少なりともギャップがあります。そこで、この章では、セリエの初期の学説を中心に、ストレスの学問的背景と、そのプロセスについて概説しました。これは、以後、本書で論じられるバーンアウトという概念を理解するうえで、その背景となるストレスのプロセスを理解しておいていただく必要があると考えたためです。

ただ、本書のタイトルは、『バーンアウトの心理学』であって、『ストレスの心理学』ではありません。この意味で、ストレス概念についての説明は、必要最小限にとどめました。セリエのストレス理論は、後の研究者に強いインパクトを与え、今あるストレス研究の端緒となった点で、高く評価されています。しかし、今のストレス理論は、セリエのものよりはるかに複雑で、一筋縄では理解できないものになっています。筆者自身もそのすべてを理解しているわけではありません。また、本書の目的も、ストレス研究の歴史をたどり、ストレス理論の詳細を述べることではありません。ここでは、本書のテーマであるバーンアウトが、ストレスという医学、労働科学、心理学といった広大な学問的裾野を持つ研究分野の一端に位置づけられるものであるということをご理解いただければ十分です。

また、後の章で議論されるように、バーンアウト発症のリスクが高い職場環境は、同時に、バーンアウト以外のストレス性疾患を発症するリスクの高い環境でもあります。最悪の場合、突然死、過労死にいたる循環器系の障害などは、むしろ、バーンアウトよりもはるかに重大な結果をもたらす可能性のあるストレス性疾患だと言えるでしょう。バーンアウトの発症因を特定し、その予防策を講じることは、結果として、ストレスに起因する、あらゆる心身へのリスクを低減することにつながります。

繰り返しになりますが、この意味でも、バーンアウト研究は、ストレス研究の一端に位

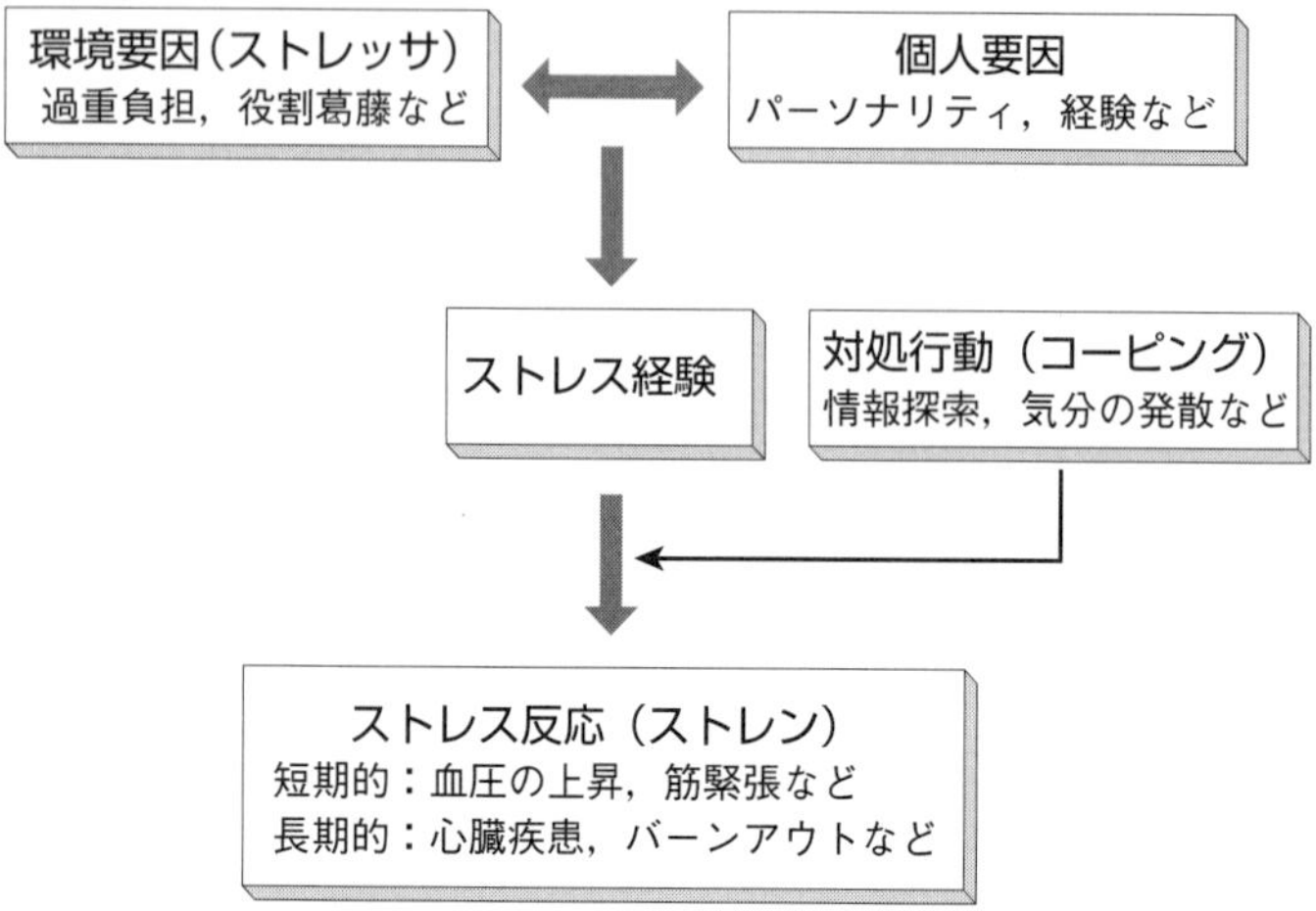

図2　ストレスの過程（筆者が作成）

置づけられているのだということを、ご理解いただければ、この章の役割は果たせたものと、著者は考えています。

最後に、この章の整理もかねて、ストレスの過程について簡単にまとめてみました。図2を見てください。

まず、第一段階はストレッサの認知です。過重な負担や対人葛藤などは、環境からの脅威、すなわちストレッサとして認知されます。ただし、同じような環境におかれていても、ストレッサの認知は個人の資質により異なります。困難に思える課題も、それをやり遂げるだけの能力と意志を持った人にとっては、それほど脅威に感じない場合もあります。また、俗に言う「思いつめやすい」性格の人と「楽天的な」性格の人の間でも、脅威と感じる程度には差があるでしょう。

このように、環境要因と個人の資質としての個人要因の結果としてストレッサが認知され、それがストレス状態を引き起こします。つまり、個人の経験するストレスの程度は環境要因と個人要因の兼ね合いにより決まります（図2では、「環境要因」と「個人要因」の双方向の矢印で示してあります）。

個人が感じるストレス（図2では「ストレス経験」）の程度は内的な経験であって外からはわかりません。ただ、私たちはストレス反応というかたちで、その程度を推測することができます。ストレス反応とは、ストレスにともなって生じる心身の変化で、短期的なもの（たとえば「血圧上昇」や「筋緊張」など）と長期的なもの（たとえば「心臓疾患」や「バーンアウト」など）に分けることができます。ストレスは、そもそも環境に適応するために生物学的にプログラムされた行動であり、短期間で解消するストレスについて、健康上のリスクが問題とされることはほとんどありません。しかし、長期にわたり繰り返されたストレス経験は、私たちの体のリズムを破壊し、長期的ストレス反応、すなわち、ストレス性疾患発症のリスクを急速に高めます。

また、図2にある「対処行動（コーピング　coping）」とは、ストレスを経験した時、その苦痛を和らげたり、ストレスの原因（ストレッサ）を取り除くように、行動したり、考えたりすることです。たとえば、ストレスのもとになっている問題を解決するために、本を読んだり、助言を求めたりする行動などを指します。

ただ、つねにストレッサを取り除くことができるとは限りません、時には、ストレスそのものと直面することを避け、それ以外のことがらや趣味などに没頭することで、気を紛らわすことも必要となります。友人を誘って「今日はパアーッと行こう！」というのも、ストレスによる苦痛を和らげるという意味では、対処行動に含まれます。なお、対処行動についでは、第6章で詳しく論じます。

3・バーンアウトの測定――マスラック・バーンアウト・インベントリー

●初期の研究

バーンアウトという概念を、初めて学術論文で取り上げたのはフロイデンバーガーです。彼は、保健施設に勤務していた間、数多くの同僚が精神的、身体的異常を訴えるのを目にしました。同僚たちは、1年余りの間に、徐々に、あたかもエネルギーが枯渇していくかのように、仕事に対する意欲や関心を失っていくのです。フロイデンバーガーは、同僚が陥った状態を表現するのに、「ドラッグ常用者の状態」を意味するスラングであったバーンアウトという言葉を用いました。バーンアウトに関する最初の論文（一九七四）のなかで、彼はバーンアウトを次のように定義しています。

「辞書的な意味で言えば、バーンアウトという言葉は、エネルギー、力、あるいは資源を使い果たした結果、衰え、疲れはて、消耗してしまったことを意味する。…中略…実際のところ、バーンアウトは、人によりその症状も程度も異なる」（フロイデンバーガー、一九七四、一五九－一六〇頁）。

以後、彼はバーンアウトに関する一連の論文（フロイデンバーガー、一九七五、フロイデンバーガー、一九七七）のなかでも、右のような定義を繰り返し述べています。しかし、「エネルギーを使い果たして消耗する」という表現は、とりたてて新しいものではなく、「人により症状も程度も異なる」に至っては、何も言っていないのに等しい表現です。また、鬱《うつ》やアパシーなど既存の類似した概念との違いについても、とりたてて言及されていません。

しかしながらフロイデンバーガーの一連の論文は、数多くの研究者の関心をひき、バーンアウトいう概念は、特に心理臨床の分野で急速に広まっていくことになります。実際、この時期の研究は、臨床的なアプローチによるものが大半です。パールマンとハートマン（一九八二）は、一九七四年から一九八一年にかけて出版された四八のバーンアウトについての論文のうち、実証的なデータを報告している論文は、五つにすぎないと報告しています。

臨床的アプローチの議論の焦点は、バーンアウトの個別事例に対して、どのような時期に、どのようなやり方で介入していくかにありました。それぞれの研究者が、少数の観察例や自らの経験にもとづいて、バーンアウトへの対処法を論じています。たとえば、マティングリー（一九七七）は、保育士のバーンアウトを取り上げています。まず、保育の現場が抱える問題点が述べられ、そして、保育士が陥るバーンアウトの主な症状が報告され、バーンアウトを低減するための方策が論じられています。これは、この時期のバーンアウトに関する論文の典型的なスタイルです。そこでは、ある職種の問題状況と対処法について、臨床家個人の分析が、時として詳細かつ具体的に述べられています。しかし、これらの論文には、個別の研究結果を統合するための理論的枠組みを構築していくという視点が欠けていました。

個々の現場での問題解決が優先されるという姿勢は、それとして高く評価されるべきでしょう。また、通常、個別の問題解決を志向した研究の蓄積と理論の精緻化とは相反する事象ではないはずです。しかし、フロイデンバーガーのあいまいな定義から出発したバーンアウトという概念は、この時期、より正確に定義されるどころか、一種の流行語となり、ますますその意味は拡散していきました。

バーンアウトという概念が「ひとり歩き」していくなかで、実証的なバーンアウト研究は、バーンアウトという状態をいかにして測定するかという取り組みから始まりました。これは「肥大化」するバーンアウトという概念を操作的に定義しようとする試みでした。バーンアウトという状態を測定するための「ものさし」をつくる、いわゆる尺度化の過程のなかで、概念の明確化と既存の概念との差別化についての検討が重ねられていくことになります。

●マスラック・バーンアウト・インベントリー（ＭＢＩ）

バーンアウトの尺度化に当初から精力的に取り組んだのが、マスラックを中心としたグループです。彼らのマスラック・バーンアウト・インベントリー（Maslach Burnout Inventory　以後ＭＢＩ）は、数多くの研究者に採用され、研究事例も蓄積されてきています。

ＭＢＩマニュアルの第1版が一九八二年に出版されて以来、ＭＢＩは、バーンアウト研究の基本的枠組みとして、数多くの研究者に採用されてきました。ＭＢＩにバーンアウト・メジャー（Burnout Measure）、スタッフ・バーンアウト・スケール（Staff Burnout Scale）を加えた三つが、代表的なバーンアウト尺度ですが、そのなかで、研究ツールとしてはＭＢＩが圧倒的なシェアを誇っています。数字で示せば、これら三つの尺度が用いられている四九八編の雑誌論文のうち、実に九三％がＭＢＩを使用しているというデータが報告されています（ショーフェリとエンツマン、一九九八、七一頁）。ＭＢＩのオリジナルは英語版ですが、その後、アラビア語、イタリア語、フランス語、ドイツ語、スペイン語、ポーランド語などに翻訳されています（ショーフェリとディーレンドンク、一九九五）。

ＭＢＩは、自己記入式の尺度です。回答者は、各項目に示されているような気持ちを、最近6カ月ほどの間に、どの程度の「頻度」で経験したことがあるかを7段階で回答します。

ＭＢＩを構成する22項目は、三つの因子（下位尺度）に分けられます。

因子とは、わかりやすく言えば構成要素の意味です。たとえば、オーケストラには、大きく分ければ、弦楽器群、管楽器群、打楽器群の三つのグループがあります。指揮者のもと、これら三つのグループの奏でる音が一体となって、あの独特の響きを創り出しています。ただ、これらのグループは完全に「溶け合って」しまったわけではなく、その気になれば、オーケストラの響きのなかから、それぞれのグループの音を独立して取り出すことも可能です。これと同様に、バーンアウトに特徴的な症状は、今から述べる三つのグループに大別できると考えられています。それぞれを○○グループ、たとえば、「情緒的消耗感グループ」といった名前で呼んでも差し支えないのですが、ここでは、「情緒的消耗感因子」と呼ぶことにします。

①情緒的消耗感（emotional exhaustion）

ＭＢＩマニュアル第3版（マスラック、ジャクソンとレイター、一九九六）によれば、情緒的消耗感とは「仕事を通じて、情緒的に力を出し尽くし、消耗してしまった状態」と定義されています。消耗感あるいは疲労感はストレスの一般的な自覚症状の一つです。バーンアウトの主症状として、たんなる消耗感ではなく、「情緒的」という限定がついているのは、バーンアウトの結果生じる身体的、精神的消耗感の主たる源が「情緒的な資源の枯渇」にあるからです。

ＭＢＩの三つの下位尺度のうち、この情緒的消耗感をバーンアウトの主症状であると考えるのが、バーンアウトに関わる研究者の一致した見方です。つまり、バーンアウトとは、仕事のうえで日々過大な情緒的資源を要求された結果生じる情緒的消耗感であり、他の二つの下位尺度はこの「枯渇状態」の副次的な結果であるというのです。この見解にしたがえば、バーンアウトとは、過大な情緒的資源が要求される職務で発生しやすいということになりますが、ヒューマン・サービス職はこの条件に合致する代表的な職務であると言えます。ヒューマン・サービスの現場では、サービスをやり取りする関係のなかで、相手の気持ちを思いやり、勝手放題にふるまう相手を受け入れ、相手の私的な問題にまで分け入って問題を解決していくことを求められる場合も少なくありません。

つまり多大な情緒的エネルギーが必要とされる職務であり、この職務特性が、バーンアウトへのリスクを高めているものと考えられています。

②脱人格化（depersonalization）

ＭＢＩマニュアルの第3版では、脱人格化とは「サービスの受け手に対する無情で、非人間的な対応」と定義されています（本書では、以後、「サービスの受け手」を「クライエント」と総称します）。クライエントとは、看護師にとっての患者、教員にとっての生徒にあたります。

脱人格化とは、クライエントそれぞれの人格を無視した、思いやりのない紋切り型の対応を表現した言葉です。クライエントに症状名や識別番号など没個性的なラベルをつけ、個人名で呼ばなくなるなどの行動は、脱人格化の典型的な行動とされています。また、書類の整理など事務的な仕事に終始し、それに生きがいを感じる、あるいは、クライエントが理解できないような難解な専門用語を振りかざしたりするのも、クライエントとの煩わしい接触を避けるためだとすれば、脱人格化のあらわれと言えます。

なぜ、バーンアウトの結果として、このような行動傾向があらわれるのでしょうか。前述したように、バーンアウトとは情緒的資源を使い果たしてしまった状態です。このような状態に陥ってしまった人が、さらなる消耗を防ぐために、まずしなければならないことは情緒的資源の「節約」です。クライエントとの間に距離をおき、彼らとの関係を仕事上の関係として割り切り、サービスのやり取りを客観視することにより、情緒的資源を守ることができます。この意味で、脱人格化は、自らを守る防衛反応の一つと考えられます。

③ 個人的達成感（personal accomplishment）の低下

ＭＢＩマニュアルの第3版では、個人的達成感とは「ヒューマン・サービスの職務に関わる有能感、達成感」と定義されています。バーンアウトは、ヒューマン・サービス従事者が提供するサービスの質そのものに影響を与えます。

バーンアウトにいたる人は、それ以前まで高いレベルのサービスを提供し続けてきた人だけに、前後の落差は大きく、誰の目にも、とりわけ本人にとって、質の低下は明白です。成果の急激な落ち込みと、それにともなうヒューマン・サービス従事者としての自己評価の低下は、個人的達成感の低下と名づけられ、ＭＢＩの三つめの下位尺度として位置づけられています。

初期のMBIは、これら三つの因子に加え、「関与」(involvement)と名づけられていた因子を加えた4因子、25項目から構成されていました。しかし、のちに、この「関与」の因子は、バーンアウト症状の重要な要素とは考えにくい(因子としての再現性(後述)が低い)ことがわかり、削除されました。また、MBIマニュアルの第1版(マスラックとジャクソン、一九八二)では、各項目について「頻度」と「強度」の両方を回答する形式をとっていましたが、頻度の得点と強度の得点の間には非常に高い相関関係があり、あえて両者を区別する必要のないこと、心理学の分野で用いられている尺度の多くが「頻度」の形式で回答を求めていること、ならびに、同じ項目について頻度と強度の両方を答えさせることが、かえって、回答者を混乱させるなどの理由により、第2版(マスラックとジャクソン、一九八六)から、頻度のみに回答する形式に改められています。

●MBIの因子構造

マスラックらにより開発されたMBIは、その後、数多くの研究者によって、その信頼性(reliability)と妥当性(validity)が検討されてきました。端的に言えば、尺度の信頼性とは測定の精度が高いこと、妥当性とは、測定しようとしているものを測定していることを指します。

　では、精度の高い尺度、つまり信頼性の高い尺度とは、どのような尺度なのでしょうか。信頼性は、さらに「再現性」と「内的整合性」に分けられます。測定する時や場所を変えても、結果が変わらない尺度を再現性の高い尺度と言います。また、一つの尺度ないしは一つの下位尺度に属する項目すべてが、全体の得点と高い関連性を保っているような尺度を内的整合性の高い尺度と言います。つまり、他の項目とは違う値の動き方をする項目がある尺度は、内的整合性の低い尺度と言うことになります。

　測定しようとしているものを測定しているか、つまり妥当性の検討は、信頼性の検討よりもはるかに困難な課題です。とくに心理学分野の場合、測定の対象となる概念は、気持ちや性格など心理的な事象であり、目には見えない、客観的に観察することは不可能なものであるのが普通です。この意味で、尺度の妥当性を確かめることは、基本的に不可能であると言ってもよいでしょう。妥当性も、いくつかの下位概念に分けることができますが、本章で主に取り上げるのは、並存的妥当性と呼ばれるものです。尺度の並存的妥当性を検討するには、既存の尺度など何らかの基準に照らして、当該尺度の結果が矛盾しないこと、同種の概念あるいはその原因や結果に関わる概念との間に十分な関連性が認められることを確認する必要があります。

さて、ＭＢＩの信頼性に関しては、当初からその３因子の再現性について数多くの研究がおこなわれてきました。因子の再現性とは、ＭＢＩを実施した時に、情緒的消耗感、脱人格化、個人的達成感の低下といった三つの因子を独立して取り出すことができるかどうかに関わる概念です。わかりやすく言えば、ＭＢＩの22項目は、つねに、情緒的消耗感、脱人格化、個人的達成感の低下の三つのグループに分類することができるかどうかということになります。ＭＢＩを実施するたびに、これら三つの因子を取り出すことができた時には、因子の再現性が高いと評価されます。逆に、実施するたびに、各因子を形成する項目が入れ替わったり、因子の構成が変わったり、たとえば、情緒的消耗感と脱人格化の因子が融合して一つの因子として取り出されることが頻繁にあったりすると、因子の再現性が低いと評価されます。もちろん、因子の再現性が高い尺度ほど、信頼性の高い尺度ということになります。

尺度が、いくつの因子に分けられるかを確かめる統計的手法としては、一般に、因子分析という手法が用いられます。少なくとも、本書を読む上では、因子分析をおこなうことで、ＭＢＩの因子の再現性について評価し、ひいては、尺度の信頼性について検討しているのだということを理解しておいていただければ、それで十分かと思います。

これに、あと一つ付け加えるとすれば、因子分析のやり方には、複数の手法が考案されているという点です。因子分析の過程は、大きく二つの段階に分けられます。まず、第一段階は因子を取り出す（初期解を求める）段階です。初期解を求める計算法には、主成分法、主因子法、最尤法などがあります。

次に、因子を取り出した後、因子軸を探す段階があります。先の段階で求めた初期解は、数多くある解の一つに過ぎません。因子軸を探すとは、初期解を出発点として、より適切な解を探すことです。

この因子軸の探し方には、大きく分けて二つの手法があります。「直交回転」と「斜交回転」です。直交回転というのは、その名前どおり、ある因子軸と他の因子軸が直交するという制限条件（因子間の相関が0であるという制限条件）のもとで、より適切な解を探す方法です。本書にも出てくる「バリマックス回転」は、直交回転の代表的な手法です。直交回転は、単純な解を得やすく、後の解釈がしやすいという利点があります。

それに対して、斜交回転とは、因子軸同士が直交するという制限条件をはずして、同じく初期値を出発点として、より適切な解を探す方法です。直交回転よりも自由度が高く、そのぶん、実際のデータにあった解が得やすいという利点があります。

このように、実際に因子分析をおこなう場合には、初期解を求める段階で、主成分法、主因子法、最尤法などのうち、どの手法を選択するか。そして、その後、より適切な因子軸を探す際に、直交回転と斜交回転のどちらを用いるかを、あらかじめ決定しておかなければなりません。ただ、このようなデータでは、この手法を使うべきといった厳格な規則が定められているわけではありません。どの手法を選択するかは、研究者の判断に委ねられています。

研究者が、どの手法を選択するかによって、因子分析の結果が大きく変わる場合もあれば、それほど大差ない場合もあります。一般に、どの手法を選択しても結果に大差がない場合、得られた因子の再現性が高く、結果として、尺度の信頼性が高いと評価されます。

グリーンとウォーキー（一九八八）は、マサチューセッツ州の教員を対象としたデータとニュージーランドの看護師を対象としたデータに、それぞれ、主成分法による3因子解、4因子解の因子分析をおこないました。それぞれにバリマックス回転を施した結果、3因子解の因子分析では、情緒的消耗感、脱人格化、個人的達成感の低下といったマスラックらの示した因子と同じ構造が再現されました。他方、4因子解の場合、教員のデータと看護師のデータでは因子構造が異なり、不安定な構造であることが示されました。

また、ゴールド、バチェラーとミカエル（一九八九）は、因子の抽出法の違い（主成分法と主因子法）や回転法の違い（直交回転と斜交回転）によって、MBIの因子構造がどのように変化するかを調べました。その結果、抽出法と回転法のどの組合せにおいても、情緒的消耗感、脱人格化、個人的達成感の低下の3因子構造が、最適解であったことを報告しています。

これらの研究以外でも、MBIの3因子モデルを支持する研究は数多くありますが（たとえば、ベルカストロ、ゴールドとヘイズ、一九八三、フィミアンとブラントン、一九八七、ピアースとモロイ、一九八九など）、3因子の独立性について懐疑的な研究、とりわけ、情緒的消耗感因子と脱人格化因子の独立性について疑問を呈する研究も少なくありません（久保と田尾、一九九二など参照）。

たとえば、ブルッキングス、ボルトン、ブラウンとマッキーボイ（一九八五）では、看護師など医療サービスに従事している女性を対象に調査をおこないました。その結果、情緒的消耗感と脱人格化は一つの因子として抽出され、個人的達成感の低下は別の因子として抽出されました。また、シュワルツァー、シュミッツとタング（二〇〇〇）は、ドイツと香港の教員を対象とした研究で、いずれの国のサンプルにおいても、個人的達成感の低下は独立した因子として抽出されましたが、情緒的消耗感と脱人格化は混交した因子として抽出されました。

●検証的因子分析による吟味

ここで、因子分析という手法について、もう一つお話しておかなければならないことがあります。それは、探索的因子分析と呼ばれる手法と検証的（確認的）因子分析と呼ばれる手法についてです。

探索的因子分析とは、尺度のどの項目がどのような因子を形成しているか、あるいは、尺度がいくつの因子から構成されているかなどをあらかじめ仮定せずに、データから、文字通り因子を探索する手法です。一般に因子分析と言った場合、この探索的因子分析を指します。本書で、今まで因子分析と呼んできたのは、こちらの手法です。

それに対して、検証的因子分析では、分析をおこなう前に、因子構造、すなわち、おのおのの因子を形成している項目や因子数などを仮定します。そして、これも文字通り、その仮定が正しいかどうかを検証します。この検証的因子分析と呼ばれる手法は、尺度を構成する因子の再現性を確かめる目的で、近年、頻繁に用いられるようになってきました。

先にも述べましたが、探索的因子分析では、初期解の求め方やその後の回転法など、どの手法を選択するかは研究者の判断に委ねられています。また、因子数を何個にするかなども、一義的な決まりがあるわけではありません。つまり、探索的因子分析は、研究者が、いろいろなやり方を「試し」ながら、因子構造を探索する手法なのです。この意味では、最終的に得られた「解」は、研究者の意図が多分に含まれた恣意的なものであると言えます。

これに対して、検証的因子分析では、あらかじめ設定された仮説を検証する、すなわち、尺度の因子構造そのものを評価することができます。もちろん、おのおのの因子を形成する項目や因子数は、研究者が任意に決定できるのですが、それがどの程度適切な「解」であるかは、さまざまな適合度の指標により評価されます。この場合、適合度の低い、あてはまりの悪い「解」は棄却され、一定レベル以上の適合度を示した「解」のみが採用されます。この適合度の評価そのものには、恣意性の入り込む余地はほとんどありません。

近年、検証的因子分析の普及にともなって、既存の尺度における因子の再現性を、この手法により、あらためて評価してみようとする研究が増えています。

たとえば、ヤダマとドレイク（一九九五）は、ソーシャル・ワーカーのデータを対象に、検証的因子分析をおこないましたが、ＭＢＩのオリジナルの22項目による3因子構造の適合度は、十分とは言えませんでした。そこで、22項目から四つの項目（他の因子の項目と高い相関を示していた項目）を削除した18項目で、再度3因子構造を検証した結果、最初のものよりもはるかに高い適合度の指標が得られました。また、ボールズ、ディーン、リックス、ショートとワング（二〇〇〇）は、教育者などのデータを対象に、検証的因子分析によりMBIの3因子構造を検証しました。しかし、ここでも、オリジナルの22項目による3因子構造の適合度は十分ではなく、22項目から三つの項目を削除した19項目による3因子構造のほうが、適合度という点では望ましいという結論を述べています。

さらに、カリアース、オドリスコール、ギレスピーとブルードーン(二〇〇〇)にいたっては、情緒的消耗感5項目、脱人格化2項目からなる7項目、2因子解が最もあてはまりのよい「解」であると主張しています。彼らは、看護師のデータを対象に、まず、検証的因子分析によりMBIの3因子構造を検証しましたが、十分な適合度の指標が得られず、項目の取捨選択をおこなっていきました。その結果、オリジナルの22項目から、個人的達成感の低下に関わるすべての項目が削除され、情緒的消耗感、脱人格化の一部の項目が削除され、最終的に7項目、2因子解において、最も高い適合度が得られたとしています。

これらの結果は、検証的因子分析と呼ばれる手法の特徴によるところもありますが、マスラックらにより示された三つの下位尺度からなる22項目の尺度が、測定論的に言えば、改善の余地のあることを示しています。そもそも、マスラックらが提唱した3因子構造は、因子相互の関連を無相関と仮定した分析(バリマックス回転)にもとづいていますが、その後の研究で、MBIの3因子間相互には関連があり、とりわけ、情緒的消耗感と脱人格化という二つの因子の間に高い相関関係があることがわかってきました(マスラック、ショーフェリとレイター、二〇〇一など参照）。この意味で、ＭＢＩ開発当時に採用した因子分析の手法と、実際のＭＢＩの因子構造との間には、因子間相互の関連性を仮定するかどうかという点で、「ずれ」のあったことは確かでしょう。新しい分析手法である検証的因子分析法を用いた研究結果により、ＭＢＩの３因子構造には、いまだ議論の余地の残されていることが示されたことになります。

日本では、東口、森河、三浦、西条、田畑、由田、相良と中川（一九九八）と諸井（一九九九）が、それぞれ独立に（各項目の日本語訳は両者でかなり違います）、ＭＢＩを翻訳しています。東口らは、総合病院に勤務する看護師一二七人を対象にした調査の結果、情緒的消耗感、脱人格化、個人的達成感の低下の３因子を抽出しています。ただ、原版のＭＢＩと比較すると、個人的達成感の低下を形成する項目は同じですが、原版のＭＢＩでは情緒的消耗感の因子とされている項目の一部が、脱人格化の項目と合わさって脱人格化因子を形成し、残りが情緒的消耗感因子を形成する結果となっています。

また諸井は、特別養護老人ホームに勤務する職員（寮母、指導員、看護師）一八六人を対象にした調査の結果、情緒的消耗感、脱人格化、個人的達成感の低下の３因子を抽出しています。ただ、この研究においても、原版のＭＢＩと比較すると、情緒的消耗感で１項目、個人的達成感の低下で１項目、脱人格化で２項目が削除されています。

●バーンアウト単因子説

「ものさし」としてのMBIは、いま述べたように、因子構造という点で改善の余地を残した尺度です。そして、測定論上の問題も含めて、数多くの研究者がこのMBIの3因子間の関係について議論を展開してきました。

MBIが考案される以前のバーンアウト研究では、前述のようにバーンアウトという概念が明確に定義されないままに、議論が進められてきました。この意味で、MBIがバーンアウト研究の事実上の「世界標準」となって以降、MBIにより示されたバーンアウトの三要素、情緒的消耗感、脱人格化、個人的達成感の低下といった概念が、議論上の共通の枠組みとして、この分野の研究を強力に焦点づけてきたことは事実でしょう。

こうした状況のなかで、MBIの3因子、情緒的消耗感、脱人格化、個人的達成感の低下の独立性ないしは関連性についての議論は、そもそもバーンアウトとは何かという議論に結びつくことになります。

MBIの3因子間の関係をめぐる議論は、三つに大別することができます。一つ目は、初期の段階から根強くある議論で、「バーンアウト単因子説」とでも名づければよいでしょうか。つまり、バーンアウトの本質は情緒的消耗感であり、脱人格化や個人的達成感の低下はその派生的な症状にすぎないとする考え方です。

たとえば、ゲインスとジャミエール（一九八三）は、ＭＢＩの三つの下位尺度のうち、情緒的消耗感が最も重要であり、バーンアウトの測定においては、情緒的消耗感の項目だけで十分であると主張しています。彼らは、その理由として次の四つをあげています。

①情緒的消耗感が、バーンアウトの中心であり核となる次元である。

②情緒的消耗感が、バーンアウトの第一段階であり、それゆえ、バーンアウトしつつあるか否かを識別するのに好都合な指標である。

③情緒的消耗感は、慢性的かつ進行性の特質を持っているので、ストレスの累積的な影響を見るのによい指標である。

④情緒的消耗感は、ヒューマン・サービス以外の職種にも適用可能な指標である。

またコースケとコースケ（一九九三）の研究は、ＭＢＩの三つの下位尺度をバーンアウトの症状として並列的に扱う従来の考え方を、バーンアウトの3成分モデル（tri-component model of burnout）と呼び、それとは異なる、情緒的消耗感のみによるモデルを提示しました。彼らのモデルは、ストレス・ストレン・アウトカム（Stress Strain Outcome　以下ＳＳＯ）モデルと呼ばれています。図3に、ＳＳＯモデルの概略を示しました。

図3に示したように、彼らのモデルの特徴は、バーンアウトを情緒的消耗感に限定した

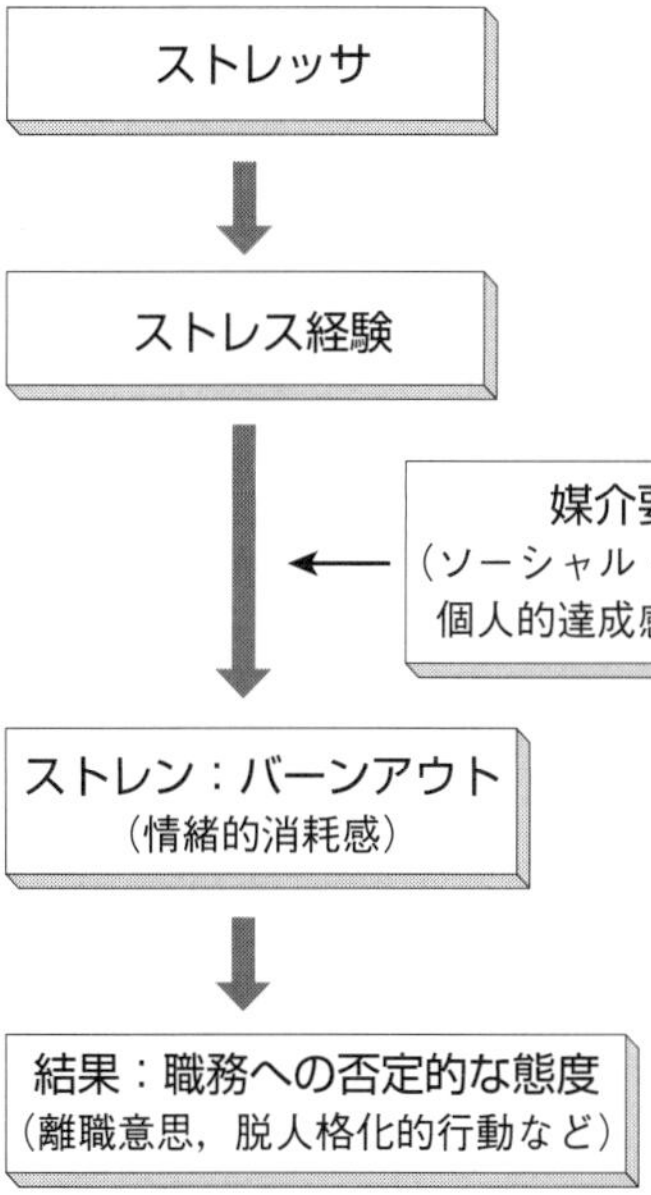

図3　SSOモデル（コースケとコースケ（1993）の記述をもとに筆者が作成）

点にあります。モデル自体は、たいへんシンプルなものです。過重負担などのストレッサからストレスが生じ、それがストレン（ストレス反応）となり、ある変化（結果）をもたらします。モデル自体の骨組みは、第2章で紹介したオーソドックスなストレスモデルそのものです。このオーソドックスなモデルをバーンアウトに適用したのが、ＳＳＯモデルだと言えます。バーンアウトの場合、ストレンはバーンアウト（情緒的消耗感）であり、それに伴って起こる変化は、仕事への不満や離職意思など、職務に対する否定的な態度です。ＭＢＩの脱人格化は、この職務に対する否定的な態度の発現としてとらえられます。

また、ＭＢＩのもう一つの下位尺度である個人的達成感は、ストレスとストレンを仲介する変数として、ソーシャル・サポート（「ソーシャル・サポート」については第5章で解説します）などと同列に扱われています。つまり、頻繁なストレスを経験していても、高い個人的達成感を感じている人は、ストレンすなわちバーンアウトへのリスクが軽減されるということになります。

ＳＳＯモデルのメリットは、言うまでもなく、その単純さにあります。ＭＢＩの三つの尺度を並列してバーンアウトを定義するマスラックらのやり方が、バーンアウトという概念をわかりにくいものにしていることは確かです。バーンアウトを情緒的消耗感に限定することで、その状態を直感的にイメージしやすくなります。

また、バーンアウトを情緒的消耗感として操作的に定義することで、研究上の「コスト」も軽減できます。前述したように、今までの研究では、MBIの3因子が因子として再現できず、保障のない尺度で研究を遂行しなければならないという測定論上の問題を抱えた研究も少なくありませんでした。また、MBIの3因子と環境要因などとの関連を検討した研究では、3因子相互で、結果がくい違うことが多かった、と言うよりもむしろ食い違うことのほうが当たり前でした。

もちろん、MBIの3因子それぞれが、環境の異なる側面と関連しているという結果自体は興味深いものであるに違いありません(この問題についての詳細は後に論じます)。しかし、結果の解釈が複雑になり、研究者の間での見解の相違を生む大きな原因の一つとなっていたことは確かです。情緒的消耗感の単因子に絞ることで、バーンアウトとの関連が高い環境要因、関連が低い環境要因というかたちで、一義的に結果を整理していくことが可能となります。

バーンアウトの主症状が、情緒的消耗感であるという見解に異論をはさむ研究者はほとんどいないでしょう。しかし、バーンアウトはイコール情緒的消耗感であると限定してしまうと、バーンアウトという概念そのものの存在意義が問われることにつながりかねません。少なくとも、これまでのバーンアウト研究の一部は否定され、再方向づけが必要とな

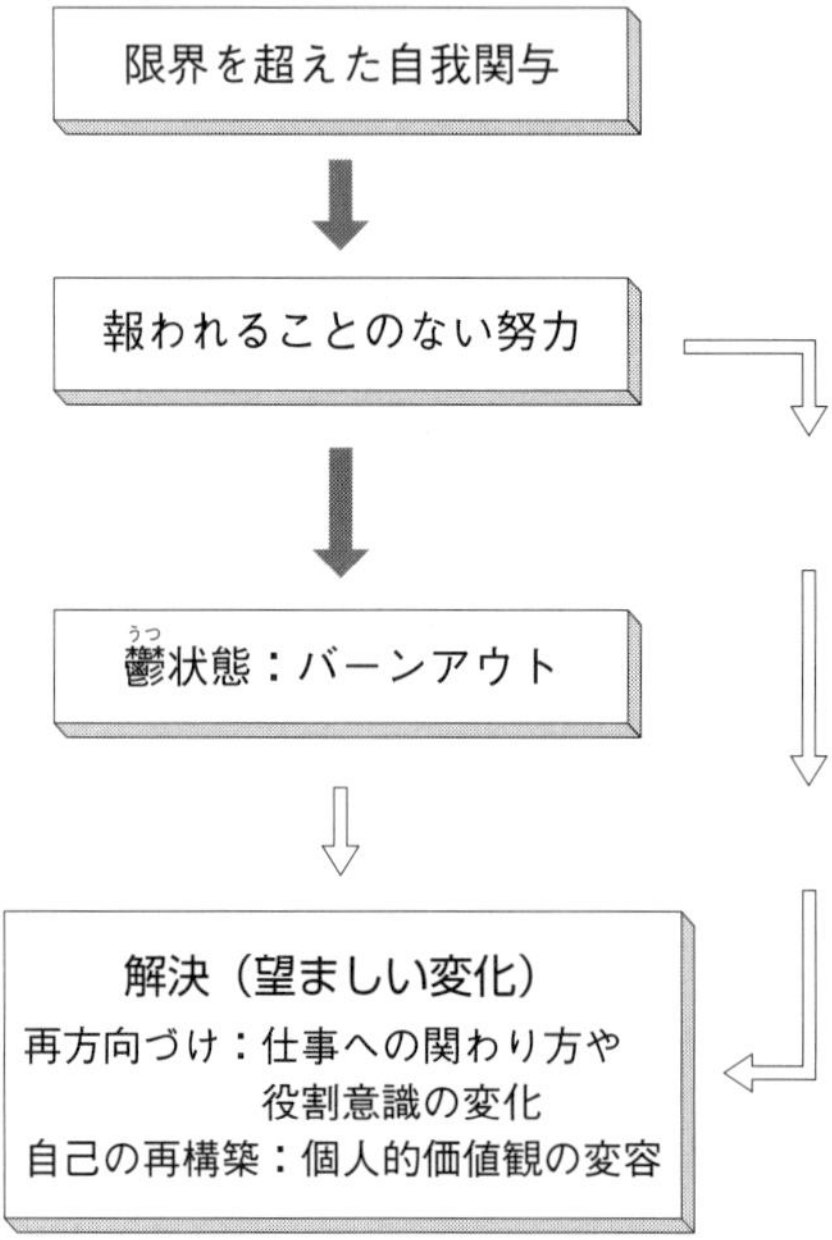

図４　バーニングアウトプロセス（ホールステン（1993）の図6-1（p.99）をもとに筆者が作成）

るでしょう。なぜならば、情緒的消耗感の症状は、一般的なストレス反応である消耗感や鬱《うつ》のそれと重なる部分が多いからです。実際、バーンアウトを、「バーニングアウト(burning out)プロセス」、つまり、燃え尽きていく過程を経て発現する鬱《うつ》の一形態と定義する研究者もいます(ホールステン、一九九三)。図4に、ホールステンの考えるバーニングアウトプロセスを示しました。

図4に示されるように、バーンアウトとは、職務への行き過ぎた自我関与が契機となって起こる一種の不適応状態です。バーニングアウトプロセスの特徴的な段階は、次に起こる「報われることのない努力」の段階です。この段階にいたった人は、ホールステンの言葉を借りれば、「失いかけた自らのアイデンティティや自尊心の源を、必死で取り戻そうとする」(ホールステン、一九九三、一〇六頁)かのように、仕事への関与をいっそう強めていきます。ただ、確かな見通しもなくいたずらに繰り返される努力の過程は、徐々に「燃え尽きていく過程」へと変わっていきます。そして、「望ましい変化」にいたる術《すべ》を見出せなかった人は、やがて、鬱《うつ》状態を経験することになります。

「バーンアウト」という概念からのアプローチは、今までのストレス研究とは、いったい何が違うのか。バーンアウト研究が始まって以来、つねに提示されてきた疑問です。ホールステンのバーニングアウトプロセスの枠組みは、この議論をふまえ、バーンアウト研究の方向性を再定義しようとしたものと言えるでしょう。バーンアウトという特異なストレス反応を仮定することに対する批判や研究上の諸問題に煩わされるよりも、その過程に関わるさまざまな社会的要因、組織的要因、そして、個人的要因を分析することに、研究資源を集中しようとする発想です。いわば、「名より実をとる」立場で、バーンアウトという新しい構成概念を確立することにエネルギーを費やすよりも、バーンアウト研究が啓《ひら》いた研究上の視点を活かして、実質的な成果をあげていこうとしているのです。

さらに、図4の「望ましい変化」に示されているようにバーンアウトが常に否定的な結末にいたるわけではなく、むしろ、その「解決」を契機として、肯定的な変化や成長が期待できるという観点が含まれている点も評価できます。ヒューマン・サービス従事者のキャリアの節目として、バーンアウト現象を位置づけることで、キャリア・ディベロップメントという視点も、バーンアウト研究に重ねあわせることができるようになります。

話をバーンアウトの概念定義の問題に戻します。ホールステンの見解に立てば、バーンアウトとは、鬱《うつ》に至る複数の過程のうちの一つであり、従来定義されていなかった特異な「状態」（ないしは「反応」）をあらわすものではありません。ならば、「鬱《うつ》」状態を評価するための既存の尺度（たとえば、ベック、スティヤーとブラウン、一九九六）があれば、あらためてバーンアウトを「状態」として定義する必要はなくなり、たとえばＭＢＩのような尺度の存在意義は希薄になります。

ＭＢＩの考案者であるマスラックは、バーンアウトを情緒的消耗感に限定するか否かという問題について、次のように述べています。少し長文になりますが、そのまま引用します。

「バーンアウトの三つの構成要素のうち、情緒的消耗感は、最も従来からのストレス変数に近いものです。情緒的消耗感と関連しているとされる要因は、ストレスに関する文献で（ストレスに関連する要因として）指摘されているものと非常に似通っていますが、この結果自体は当初から予想できたことです。情緒的消耗感がストレス変数に限りなく近いものであるということは、バーンアウト研究がストレス研究の一端を担うことを示していますが、このことがかえってバーンアウト研究への懐疑的な見方の原因にもなっています。仮に情緒的消耗感がたんなるストレスの類義語であるとすれば、バーンアウト研究から新たに引き出される知見は何もなく、ラベルの新しさを装っただけで、内実は以前からの知見を繰り返し述べているにすぎないと言えます（これは実際にバーンアウト研究に投げかけられている批判です）。ゆえに、バーンアウト概念の構成要素を情緒的消耗感に限ってしまうことは、バーンアウトはストレス経験以上の何ものでもないと定義してしまうことになりかねません」（マスラック、一九九三、二七頁）。

マスラックは、バーンアウトの本質は情緒的消耗感であることを認めたうえで、バーンアウトの特異性を、脱人格化と個人的達成感の低下という、他の二つの因子に求めようとしています。

●バーンアウト段階説

ＭＢＩの3因子間の関係をめぐる二番目の考え方は、ゴレンビースキーの8段階モデル（eight-phase model）に代表される「バーンアウト段階説」です（ゴレンビースキー、一九八九、ゴレンビースキー、シュエルブとブドルー、一九九三など参照）。

ゴレンビースキーの8段階モデルは、情緒的消耗感、脱人格化、個人的達成感の低下の三つの症状の生起する順序を仮定しています。つまり、バーンアウトは、「軽症」から「重症」にいたる進行性の病であり、その進行に伴って、症状の様相が変化します。表1にゴレンビースキーが仮定したバーンアウトの八つの段階を示しました。各段階は、ＭＢＩの三つの下位尺度の程度の違いにより定義されます。ⅠからⅧまで八つの段階がありますが、

表1　8段階モデル（ゴレンビースキー，シュエルブとブドルー（1993）の表13-2（p.230）をもとに筆者が作成）

	Ⅰ	Ⅱ	Ⅲ	Ⅳ	Ⅴ	Ⅵ	Ⅶ	Ⅷ
脱人格化	低	高	低	高	低	高	低	高
個人的達成感の低下	低	低	高	高	低	低	高	高
情緒的消耗感	低	低	低	低	高	高	高	高

段階が進むにつれバーンアウトは進行し、重症となります。

まず、MBIの三つの下位尺度のそれぞれの得点を、その中央値をもとに、高、低二群に分割します。たとえば、脱人格化尺度の得点が中央値より低い場合は、「脱人格化…低得点群」、高い場合は「脱人格化…高得点群」となります。同様に、個人的達成感の低下、情緒的消耗感についても、中央値をもとにそれぞれ、高、低に分割することができます。こうしてMBIの三つの下位尺度それぞれが高、低二つの水準の値を持つことになります。表中の「高」、「低」は、それぞれの下位尺度の値の水準を意味しています。

このように三つの下位尺度それぞれに二つの水準の値を設定すると、その組合せにより、バーンアウトの状態として八つの状態を考えることができます。そして、これら八つの状態を、軽症から重症の状態にいたるバーンアウトの進行過程としてとらえたのが、ゴレンビースキーの8段階モデルです。たとえば、「脱人格化…低得点、個人的達成感の低下…高得点、情緒的消耗感…高得点」は、Ⅶ番目の段階であり、バーンアウトがかなり進行している状態であるとみなされます。

ただし、バーンアウトの最終的な状態（第Ⅷ段階）に達するのに、8段階すべての状態を経験するわけではありません。ゴレンビースキーは、バーンアウトの進行過程には基本的に二つの経路があると論じています。一つは慢性型の進行過程で、他の一つは急性型の進行過程です。慢性型は、表1で説明すると、Ⅰ→Ⅱ→Ⅳ→Ⅷの経路をたどり、急性型は、Ⅰ→Ⅴ→Ⅷの経路をたどると考えられています。つまり、慢性型は、まず脱人格化が生じ、それにともなって個人的達成感の低下が起こり、情緒的消耗感を経験するにいたるという過程です。それに対して、急性型は、いきなり情緒的消耗感を経験し、最終的な状態にいたるという過程です。

このモデルの妥当性を検証する研究も、ゴレンビースキーらの研究グループを中心におこなわれています（ゴレンビースキーとミュンツェンライダー、一九八三、ゴレンビースキー、ミュンツェンライダーとカーター、一九八三、ウールピン、バークとグリーングラス、一九九一など）。たとえば、ゴレンビースキーとミュンツェンライダー（一九八四）は、第Ⅰ段階から第Ⅷ段階へと段階が進むにつれて、仕事に対する満足感、上司や同僚に対する信頼感、仕事への責任感や動機づけなどが、減少するという結果を報告しています。

また、レイター（一九九三）は、情緒的消耗感が起こり、それによって脱人格化が引き起こされ、個人的達成感が低下するという、ゴレンビースキーのモデルとは異なる順序のモデルを提議しています。図5を見てください。

このモデルの背景には、ストレス研究において重要な位置を占めているラザルスとフォルクマン（一九八四）のストレス理論があります。彼らの言うストレス過程（ストレス⇓ストレス反応⇓コーピング⇓自己評価）にMBIの3因子を重ね合わせるかたちで、モデル構成がおこなわれています。

最初の段階は、過重な負担や型にはまった仕事の繰り返し、そして、人間関係にともなう負担などのストレッサが契機となって起こるストレス経験です。このようなストレス経験が繰り返されるなかで、さまざまなストレス性疾患のリスクが生まれてきますが、情緒的消耗感は、ストレスにより直接引き起こされるストレス反応です。

情緒的消耗感を経験した人は、さらなる情緒的資源の消耗を防ぐために、さまざまな対処行動をとるようになります。その一つが脱人格化です。クライエントとの深い関わりを避け、彼らから距離をとろうとする行動をとるようになります。さらに、日々経験する消耗感とクライエントに対する否定的な態度が強まっていくにつれて、提供するサービスの質が低下してきます。バーンアウトする人はそれまで高いレベルのサービスを提供し続け

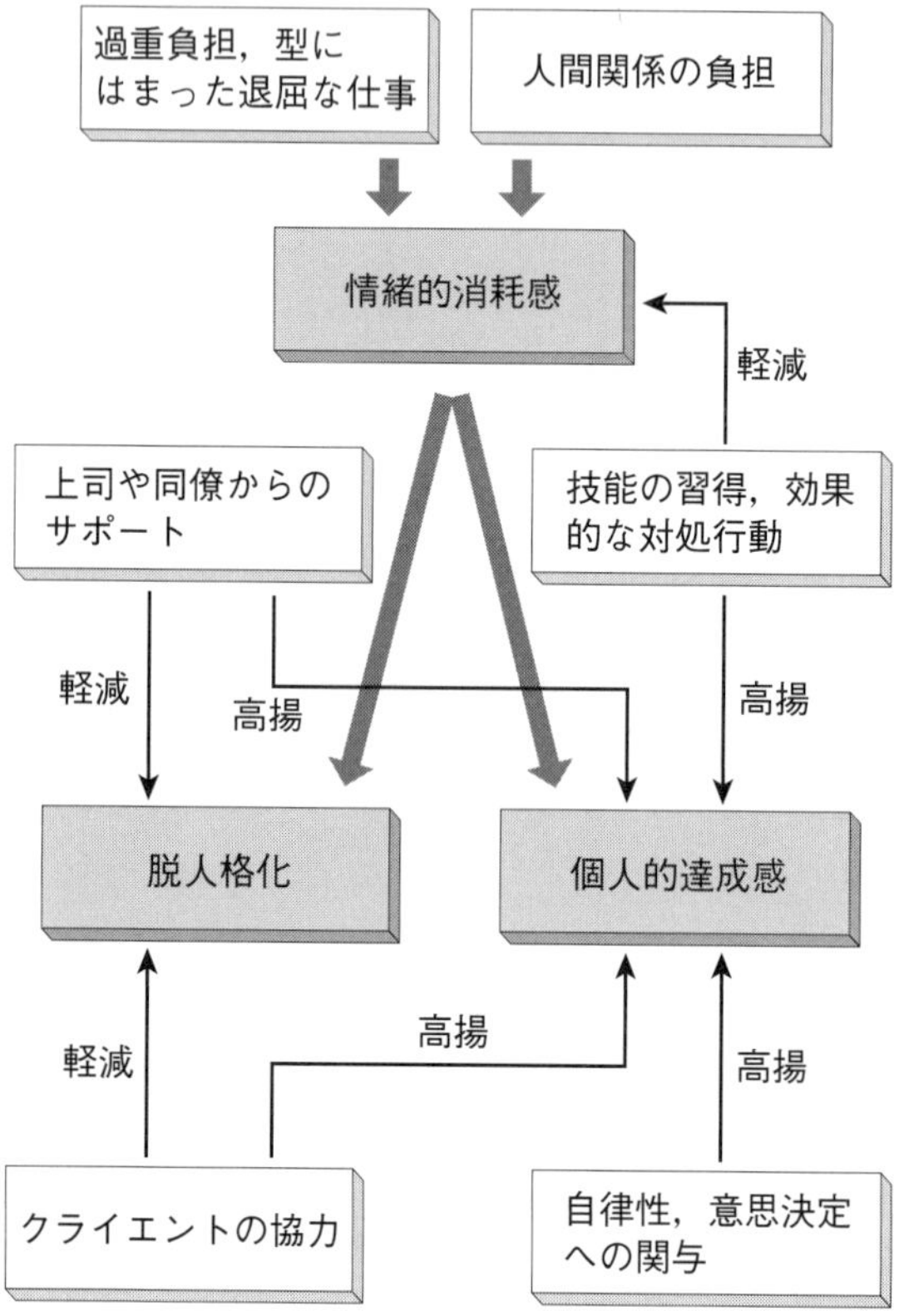

図５　バーンアウトのプロセスモデル（レイター（1993）の図14-1（p.245）をもとに筆者が作成）

てきた人だけに、サービスの質の低下は、その人自身の自己評価の低下につながるだけでなく、時として自己否定にまでいたる場合もあります。これが個人的達成感の低下に相当します。

また、レイターは、このようなバーンアウトの進行過程を仲介する要因として、「上司や同僚からのサポート」、「技能の習得、効果的な対処行動」、「クライエントの協力」、「自律性、意思決定への関与」の四つをあげています。これらの要因とバーンアウトの三つの症状との関連性も、矢印により図5に示しました。

バーンアウト段階説は、バーンアウト3因子の関連性を、時系列上に位置づける考え方と言えるでしょう。仮に、バーンアウトの過程が、MBIによって評価される3因子の時系列上の組合せにより構成されるのであれば、つまり、信頼性の高いバーンアウトの段階モデルが確立されるのであれば、たとえば、MBIの三つの下位尺度の得点により、バーンアウトの進行状態を把握することができるようになります。情緒的消耗感、脱人格化、個人的達成感の低下の各因子の得点から、個人のバーンアウト段階を推測し、それぞれの段階において、適切な介入プログラムを作成することも可能でしょう。MBIは、たんなる評価尺度ではなく、バーンアウトの診断基準を提供する「検査」として認知されることになります。

しかし、現状では、信頼性の高いバーンアウトの段階モデルが確立される見込みは、あまり多くはありません。また、さらに洗練された段階モデルを構成しようとする研究者も、ほとんど見当たりません。おそらく、その理由は、バーンアウトについて考察、議論をおこなった経験のある研究者であれば、バーンアウトの過程が一つではないことに気づいているからではないでしょうか。極端なことを言えば、個人、個人によりバーンアウトの過程は異なると言ってよいかもしれませんが、ただ、個別性を強調しすぎるとケーススタディに終始することになってしまいます。そこで、共通性に着目し、個々の事例を総合しようとしても、少なくとも、看護師なのか、教員なのか、あるいは、ソーシャルワーカーなのか、職種により、バーンアウトの過程にはかなりの違いが認められます。この意味では、それぞれの職種に特徴的なリスク要因を取り出していくことで、「それぞれの」バーンアウトの形を描いていく作業が、実際には必要となってくるでしょう。

さらに言えば、ＭＢＩの得点処理について、ゴレンビースキーらは、前述のように中央値で高・低に分割するという相対的な基準しか示していません。ＭＢＩの考案者であり、数多くのデータの蓄積を持つマスラックらの研究グループも、ＭＢＩの絶対的な基準を示しえていないという点では、まったく同じです。ＭＢＩを用いた過去の研究結果を検討してみればわかることですが、調査対象者の国により、職種により、さらに、同じ職種でも職場により、ＭＢＩの平均値は、かなり違います。このばらつきのなかには、質問紙法ゆえの「測定法に由来するばらつき（メソッド・バリアンス　method variance）」も含まれますが、ＭＢＩ自体の測定論上の問題に由来するものも少なくないでしょう。いずれにしろ、信頼性の高いバーンアウトの段階モデルを構成するためには、信頼性の高い測度を確立するということが必要条件となってきます。しかし、ＭＢＩは、（少なくとも今は）その条件を満たす尺度ではありません。

●複数原因説

三番目の考え方は、「複数原因説」とでも名づければよいでしょうか。ＭＢＩの3因子は連鎖しているのではなく、それぞれその原因となるものが異なるとする考え方です。たとえば、ブルッキングス、ボルトン、ブラウンとマッキーボイ（一九八五）は、情緒的消耗感と脱人格化が混交した因子として抽出されることが多い点に着目して、両者と個人的達成感の低下の原因が異なるという考え方を提議しています。情緒的消耗感と脱人格化は、職場環境がストレッサとなって生起する感情であり、個人的達成感の低下はクライエントとのサービス関係のなかから喚起される感情であるというのが彼らの見解です。

ウィリアムス（一九八九）は、看護師、ソーシャル・ワーカー、教員などヒューマン・サービス従事者一般を対象に、感情移入傾向の強さとバーンアウトに陥りやすいこととの関連を調べる調査をおこないました。ウイリアムスの仮説は、クライエントとの相互作用のなかで、クライエントに感情移入しがちな人は、それだけ負担が増し、それがストレスとなり、結果としてバーンアウトしてしまうというものです。バーンアウトの指標としてはMBIが用いられ、感情移入傾向の指標として、メハラビアン感情移入尺度(Mehrabian Emotion Empathy Scale)（メハラビアンとエプスタイン、一九七二）が用いられました。

MBIとメハラビアン感情移入尺度をあわせて因子分析をおこなった結果、情緒的消耗感と脱人格化が一つの因子を形成し、個人的達成感の低下と感情移入傾向とは別の一因子を形成しました。つまり、感情移入傾向は、MBIの三つの下位尺度のうち、個人的達成感の低下との間で強い関連が認められたことになります。この結果は、個人的達成感の低下はクライエントとの関係のなかでもたらされる感情であるとする前述のブルッキングスらの見解を支持するものと考えられます。

ホブホールとフリーディ（一九九三）は、環境からの要求、つまりストレッサは、身体的、情緒的な消耗感と密接に関連しているが、防衛的、消極的なコーピングである脱人格化や個人的達成感の低下は、当人が利用できるコーピング資源量と関係しているという見解を述べています。たとえば、過重負担や仕事の切迫感などのストレッサは、MBIの3因子のうち情緒的消耗感を高めるように働きます。このようなストレッサの知覚にともなって、さまざまなコーピングの可能性が模索されるわけですが、この際、環境を改善するための人的資源や予算、ソーシャル・サポートのためのネットワーク、あるいは、もっと直接的には自らの能力や資質など、ストレッサを克服するための資源が十分に備わっていない場合に、脱人格化や個人的達成感の低下といった症状が生じるのです。

リーとアッシュフォース（一九九六）は、過去に報告されているMBIを用いた総計61の研究のデータを総合して、再分析（メタ分析）をおこないました。この分析のなかで、MBIの3因子間の相関関係、ならびに、過重負担、仕事の切迫感などのストレッサに関わる変数、ソーシャル・サポート、報酬体系などのコーピング資源に関わる変数、そして、離職意思、職務満足などの職務態度・行動に関わる変数などと、MBIの3因子との間の関連性が検討されました。

まず、MBIの3因子相互の関係については、情緒的消耗感と脱人格化の関連性が強いことがあらためて確認されました。また、個人的達成感の低下と他の二つの因子との間には、中程度の関連性が認められたこともあわせて報告されています。

表2に、リーとアッシュフォースの分析結果をもとに、MBIの3因子それぞれと、ス

トレッサ変数（ストレスの原因）、コーピング資源（ストレスへの対処行動に関わる資源）に関わる変数、職務態度・行動（ストレスの結果生じる態度・行動）に関わる変数との関係をまとめています。

この表では、MBIの3因子それぞれとの間に関連性が認められた（相関係数の値の九五％の信頼区間内に0を含まない）項目だけを記載しました。末尾に「（＋）」が付してあるのは正の相関関係が、「（－）」を付してあるのは負の相関関係が認められた項目です。また、これらの項目のうち、特に高い関連性が認められた（相関が〇・五以上）項目には下線が付してあります。

表2から、情緒的消耗感と脱人格化は、リーとアッシュフォースの分類によるところの、ストレッサ、コーピング資源、職務態度・行動の三つと全般的に関連のあることがわかります。特に、情緒的消耗感とストレッサに関わる変数との関連性が強いことが、下線を付した項目の多いことからもわかります。

これに対して、コーピング資源や職務態度・行動に関わる変数との関連について言えば、情緒的消耗感と脱人格化との間でほとんど差はありません。MBIの三つ目の因子、個人的達成感の低下に目を転じてみましょう。表からも、個人的達成感の低下とストレッサに関わる変数との関連は、非常に希薄であることがうかがえます。さらに、コーピング資源

表2　ＭＢＩの３因子と諸変数との関連性（リーとアッシュフォース（1996）の表3，表４，表5（ｐ.127-129）をもとに筆者が作成）

	情緒的消耗感	脱人格化	個人的達成感の低下
ストレッサに関わる変数	役割の明確さ (−) 役割葛藤 (+) 役割ストレス (+) ストレスにみちた出来事 (+) 過重負担 (+) 仕事の切迫感 (+)	役割のあいまいさ (+) 役割の明確さ (−) 役割葛藤 (+) 役割ストレス (+) ストレスにみちた出来事 (+) 過重負担 (+) 仕事の切迫感 (+)	
コーピング資源に関わる変数	ソーシャル・サポート (−) 上司からのサポート (−) 地域のつながり (−) 家族 (−) チームの凝集性 (−) 職場革新 (−) 意思決定への参画 (−) 新しい技能の採用 (−) 職務設計の効率化 (−) 期待とのくい違い (+) 整った報酬体系 (−) 整っていない罰則規定 (+)	上司からのサポート (−) 同僚からのサポート (−) 地域のつながり (−) 家族 (−) チームの凝集性 (−) 職場革新 (−) 意思決定への参画 (−) 新しい技能の採用 (−) 職務設計の効率化 (−) 期待とのくい違い (+) 整っていない報酬体系 (+) 整っていない罰則規定 (+)	職場の友人 (−) 地域のつながり (+) 期待とのくい違い (+) 整った報酬体系 (−) 整っていない報酬体系 (+) 整っていない罰則規定 (+)
職務態度・行動に関わる変数	制御的コーピング (−) 転職意図 (+) 組織へのコミットメント (−)	制御的コーピング (−) 予防的コーピング (−) 転職意図 (+) 組織へのコミットメント (−) 職務満足 (−)	制御的コーピング (−) 転職意図 (+) 職場風土への態度 (−)

注）① (+) は正の相関関係，(−) は負の相関関係を示す。
　　② 下線の項目は特に関連の強い（相関係数が0.5以上）の項目を示す。

や職務態度・行動に関わる変数との関連についても、情緒的消耗感や脱人格化と比較すれば、あまり関連性が高いとは言えないようです。

リーとアッシュフォースの報告は、MBIの3因子、それぞれの位置づけについて重要な情報を提供してくれています。まず、情緒的消耗感とストレッサに関連する変数の結びつきの強さを示した点です。情緒的消耗感は、MBIの3因子のうち、最もストレス反応に近い因子であるという見解は、従来から数多くの研究者が指摘してきたものですが（たとえばシロム、一九八九参照）、リーとアッシュフォースの結果は、あらためて、この見解を支持するものです。また、脱人格化は、情緒的消耗感と比較すると、ストレッサに関連する変数との結びつきこそ少し弱くなっていますが、全体として、情緒的消耗感と非常に似通ったパターンの結果を示しています。脱人格化の場合、各項目の内容を見ていくと、直接的なストレス反応を測定しているというよりも、ストレスへの対処行動ないしはストレスの結果生じる行動の変化、といった間接的なストレス反応に関わる項目から構成されていると考えるのが妥当でしょう。

情緒的消耗感、脱人格化とは異なるパターンを示しているのが個人的達成感の低下です。ストレッサに関連する変数との関連は希薄で、他の2因子と比較すると、コーピング資源に関連する変数とも関連が強いとは言えないようです。この意味では、先に述べた、個人的達成感の低下がコーピング資源量と関係しているとしたホブホールとフリーディの見解は、リーとアッシュフォースの分析結果に関する限り、あまりあてはまらないようです。

個人的達成感の低下と最も関連が強かった変数は制御的コーピングでした。仕事にともなって生じる不測の事態や障害を制御し、克服することが達成感となり、逆に、達成感の高い人は、問題を回避せず、問題自体を制御しようとする、この傾向が、両者の結びつきの強さとなってあらわれたのでしょう。いずれにしろ、個人的達成感の低下については、情緒的消耗感や脱人格化と比較すると、今までバーンアウト研究で取り上げられてきた変数との関連の弱いことがうかがえます。

リーとアッシュフォースの研究は、MBIの3因子の位置づけについて、3因子相互の関連、ならびにバーンアウトの原因あるいは結果に関連した変数との関連といった二つの側面から検討したものです。この結果から、情緒的消耗感と脱人格化には、原因から結果にいたる過程において共通した部分の多いこと、個人的達成感の低下は、この二つとは異なる過程を経て進行していく可能性があること、が推測できます。

4・MBIの展開とその他の尺度

●MBIのバリエーション――MBI-HSSとMBI-ES

ＭＢＩはバーンアウト研究の標準的なツールとして確立されていくなかで、その適用範囲を拡大していきました。ここでは、まず、その後のＭＢＩのバリエーションについて紹介します。

ＭＢＩは、当初、看護師やソーシャルワーカーを対象に尺度構成がすすめられてきました。そのため、「サービスの受け手」の意の"recipients"という単語が、項目中で用いられています。その後ＭＢＩがバーンアウトを評価するための尺度として普及していく過程のなかで、バーンアウト研究で取り上げられることが、看護師と並んで多い、教員を対象とした調査にも、ＭＢＩが適用されるようになってきました。そこで、ＭＢＩマニュアルの第2版（マスラックとジャクソン、一九八六）では、ＭＢＩを教員対象の調査で用いる場合、"recipients"という単語を、"students"と入れ替えて用いる旨の教示が追加されました。

さらに、マニュアルの第3版（マスラック、ジャクソンとレイター、一九九六）では、従来までのMBIをMBIヒューマン・サービス版（MBI-Human : Services Survey　MBI-HSS）と呼び、教育現場用に言葉を入れ替えた尺度をMBI教員版（MBI-Educators Survey : MBI-ES）と呼んで、両者を区別しています。ただ、この二つの尺度は、"recipients"を"students"に置き換える以外、項目数、下位尺度、得点化の方法など、まったく同じ尺度として取り扱われています。

●MBI-汎用版（MBI-GS）

MBIマニュアルの第3版では、MBI-HSS、MBI-ES以外に、MBI汎用版（MBI-General Survey　MBI-GS）という尺度が掲載されています。従来の尺度（MBI-HSSあるいはMBI-ES）は、ヒューマン・サービス従事者、つまり、人に対してサービスを提供することを職業としている人たちを対象とした尺度です。

それに対して、MBI-GSは、ヒューマン・サービス以外の職種を対象としたバーンアウト尺度です。バーンアウトという概念をヒューマン・サービス以外の職種にも広げることの妥当性については、後の章（第7章）の議論に譲るとして、ここでは、MBI-GSについても少しふれておきましょう。

ヒューマン・サービス従事者の場合、たとえ仕事上の関係であったとしても、クライエントと繰り返し接し、相手の個人的な領域にまで話が及ぶことも少なくありません。「濃密な」関係が、職務上必要な関係として成立する特殊な職場環境だと言えるでしょう。また、このような関係を良好に保つことが、職務上の重要な要件である場合も少なくありません。そのため、MBI-HSSあるいはMBI-ESでは、仕事上接する人との関係の質を評価する項目が多く取り上げられています。

他方、MBI-GSは、仕事上、人と接することはあるにしても、表面的な関係以上に踏み込む必要がないような職種を対象とした尺度であり、関係の質の評価よりも、仕事のうえのパフォーマンスの評価を意図して作成されています。

●MBI-GSの下位尺度

MBI-GSは16項目から構成されています。MBI-HSとまったく同じ項目が5項目、一部表現が改められている項目が2項目、残り9項目が新規の項目です。さらに、これら

16項目は、次の三つの下位尺度に分類されます。

①消耗感（Exhaustion）

この下位尺度を構成する5項目のうち、4項目はMBI-HSの情緒的消耗感の項目とまったく同じです。MBI-HSの情緒的消耗感を構成する項目のうち、一般的な意味での「疲労」に近い項目が採用されています。また、残り1項目も、MBI-HSにある「一日中人と（with people）働くことは…」という項目から、「人と（with people）」という言葉を削除して改変された項目です。

MBI-HSの情緒的消耗感は、クライエントとの耐えざる接触のなかで情緒的エネルギーが枯渇していくというバーンアウトのもともとの定義にそった項目を中心に構成されていましたが、MBI-GSの消耗感は、情緒的消耗感の項目から、あえて「バーンアウトらしい」項目を取り除くかたちで作成されています。

②冷笑的態度（Cynicism）

この下位尺度を構成する5項目すべてが新規に作成された項目です。MBI-HSの脱人格化は、クライエントに対する否定的な態度をあらわす項目から構成されていました。それに対して、MBI-GSの冷笑的態度は、従事している仕事そのものに対する意欲の低下、意義の喪失といった項目から構成されています。ヒューマン・サービスの仕事の成果は、クライエントの関係に依拠するところが大きく、クライエントへの冷淡な態度は、ヒューマン・サービスという仕事への意欲の低下、意義の喪失を意味します。したがって、ヒューマン・サービス以外の職種を対象とするMBI-GSでは、従事している仕事そのものに対する態度をたずねる項目に改められています。

③ 職務効力感（Professional Efficacy）

この下位尺度を構成する6項目のうち、4項目が新規に作成された項目です。残り2項目のうち、1項目はMBI-HSの個人的達成感の項目と同じで、他の1項目は一部改変された項目です。MBI-HSの個人的達成感は、クライエントに対して効果的な働きかけができるといった、ヒューマン・サービス従事者にとって最も重要な職務能力に関する、成功体験や効力感について言及している項目が中心でした。それに対して、「職務効力感」では、対人関係に言及した項目はすべて削除され、職務上の一般的な成功体験や効力感について言及した項目が集められています。

基本的には、MBI-GSはMBI-HSの3因子構造をそのまま受け継いでいます。しかし、16項目中9項目が新たに作成された項目であることからわかるように、尺度としてはまったく別のものであると言えるでしょう。この意味で、研究が数多く蓄積されてきたMBI-HSとは違い、今後、尺度としての信頼性、妥当性を検証していく必要があります。

●MBI-GSの信頼性、妥当性

シュッテ、トピネン、カリモとショーフェリ（二〇〇〇）では、確認的因子分析によりMBI-GSの3因子モデル（①消耗感、②冷笑的態度、③職務効力感）が、1因子あるいは2因子（①消耗感＋冷笑的態度、②職務効力感）よりもモデルとしてのあてはまりがよいことを報告しています。さらに、異なる国のサンプル（フィンランド、スウェーデン、オランダ）においても、また、異なる職種のサンプル（マネージャー、事務員、工場長、技術者、作業者）においても、3因子モデルの適合性が高いことも合わせて報告しています。

タリス、シューロールスとショーフェリ（一九九九）も、3因子モデルを支持する結果を報告しています。ただ、この研究の興味深い点は、MBI-GSの階層モデルにも言及している点です。この階層モデルとは、消耗感、冷笑的態度、職務効力感の3因子を統合する上位因子を仮定する考え方です。タリスらは、MBI-GSを職場の評価に用いる場合、

3因子モデルにこだわり、各因子間の違いを強調する立場は実用的ではないと論じています。つまり、各因子間の差異を論じることの重要性は認めながらも、現場では、改善の余地があるのかないのかを、MBI-GSの16項目の素点の合計により一律に判断することのメリットのほうが大きいとする議論です。さらに、彼らは、同様のことが、MBI-HS（ないしはMBI-ES）にも言えると論じています。

確かに、現場で業務改善の効果判定などにMBIを用いる場合、今まで本章で議論してきた「相互に関連した3因子構造」という概念は、扱いにくい部分であることは否定できません。たとえば、業務改善の前後で、情緒的消耗感は低減したが、逆に、個人的達成感は下がってしまったという結果が得られた場合、この結果をどう評価すればよいのでしょうか。さらに深い分析と議論が必要となってくるでしょう。

現状を正しく把握するという意味では、3因子の特質を考慮した議論の方向は決して誤りではありません。しかし、それがそれぞれの現場にとって、わかりやすい図式を提供してくれることにつながるかどうかを問われれば、話は違ってきます。正直なところ、詳細な分析と議論を遂行できるだけの時間的余裕と資源を持った現場が、どのくらいあるのかを考えると、少なからず懐疑的にならざるをえません。この点において、本来、単因子尺度であることが望ましいとするタリスらの議論に正当性があります。

もちろん、このような議論が生まれてくるのも、MBIが、「研究用のツール」としてだけではなく、現場での「実用的なツール」として浸透しつつあることが、その背景にあることは言うまでもありません。

なお、日本では、横山（二〇〇一）がMBI-GSを翻訳しています（横山、二〇〇一）。横山は、事務系正社員・管理職五八七人を対象にした調査の結果、マスラックらのマニュアルにあるのと同じ3因子構造であることを確認しています。

●MBI以外のバーンアウト尺度――バーンアウト・メジャー（BM）

MBIの次に使用される頻度の高いバーンアウト尺度は、パインズとアロンソン（一九八八）によるバーンアウト・メジャー（the Burnout Measure　以後BM）です。パインズらは、バーンアウトを「情緒的な資源が必要とされる状況に長期間関わらざるをえなかった結果生じた身体的、情緒的、精神的に消耗した状態」（パインズとアロンソン、一九八八、九頁）と定義し、21項目からなる単一次元の尺度を構成しました。BMも自己記入式の尺度で、回答者は、各項目に示されているような気持ちを、どの程度の「頻度」経験したことがあるかを答えます。

●MBIとBM

ＭＢＩとＢＭの最も大きな違いは、ＢＭでは、バーンアウトを「消耗感」という観点だけから測定しようとしている点にあります。この意味で、パインズらの考え方は、ＭＢＩの項で述べたコースケとコースケ（一九八九）やゲインスとジャーミエール（一九八三）など、バーンアウトの本質は情緒的消耗感であり、他の二つの下位尺度は派生的な症状にすぎないとする考え方に近いと言えます。実際、ＭＢＩとＢＭの両方を用いた研究では、ＭＢＩの情緒的消耗感とＢＭとの間に高い相関関係のあることが報告されています（コルコラン、一九八六、スタウトとウイリアムス、一九八三など）。

また、当初、ＭＢＩとＢＭのもう一つの違いは、ヒューマン・サービス従事者以外を対象とするかどうかという点にありました。もともと、パインズらは、ＢＭと区別して「意欲低下尺度（the Tedium Scale）」という尺度を考案していました。パインズらは、両者の違いについて、バーンアウトは、「長期にわたり濃密な関係を持たざるえないことにともなう情緒的な負担の結果生じる状態」であり、意欲低下は、「長期にわたる慢性的な精神的、身体的、情緒的負担の結果生じる状態」であると述べています。つまり、症状は似ているが、原因が異なるとして、両者を区別していたことになります。

この議論にもとづき、パインズらの研究グループは、一時期、ヒューマン・サービス職を対象とした調査ではBMを用い、マネージャーや営業マンなどヒューマン・サービス以外の職種には意欲低下尺度を用いるといった、「棲み分け」をおこなっていました（カフリーとパインズ、一九八〇、エツィオン、カフリーとパインズ、一九八二、エツィオン、パインズとカフリー、一九八三など参照）。

しかし、パインズとアロンソン（一九八八）では、先に述べたバーンアウトの定義から「濃密な関係」をはずし、バーンアウトを「長期間、情緒的な負担を必要とされる状況に関わらざるをえなかった結果生じた身体的、情緒的、精神的消耗感」と再定義しています。これにより、意欲低下という概念はバーンアウトに包含されることになりました。さらに、「濃密な関係」を定義からはずしたことで、BMは、従来のヒューマン・サービス従事者から、さまざまな職種、さらには、主婦などにまで、その適用対象を拡大していくことになります。MBIの提唱者であるマスラックらの研究グループが、当時まだ、バーンアウトという概念はヒューマン・サービス職に限定されるべきだと主張していたなかで、パインズらは、「一足早く」バーンアウト概念から、ヒューマン・サービス職という限定をはずしていたことになります。

●BMの信頼性、妥当性

パインズらの定義によれば、バーンアウトは、身体的消耗感（physical exhaustion）、情緒的消耗感（emotional exhaustion）、精神的消耗感（mental exhaustion）の三つの異なる消耗感からなる状態であり、ＢＭの21項目も三つの下位因子に分類されています。パインズらは、これら3因子は相互に関連が強く、それゆえＢＭは21項目の単純加算により得点化できる単因子尺度であると述べています。しかし、後の研究により、ＢＭの21項目の因子構造について、パインズらの言う、単一因子構造、ないしは、身体的消耗感、情緒的消耗感、精神的消耗感の3因子構造とは異なる見解が示されています。

たとえば、エンツマン、ショーフェリ、ジャンセンとローズマン（一九九八）は、ＢＭの因子構造について、オランダでおこなわれた11の研究のデータを総合して、詳細な検討をおこないました。因子構造については、まず探索的因子分析がおこなわれ、パインズらの提唱する、身体的消耗感、情緒的消耗感、精神的消耗感の3因子構造とは異なる「意欲の減退（demoralization）」、「消耗感（exhaustion）」、「目的の喪失（loss of motive）」の3因子解が得られました。

次に、検証的因子分析により、パインズらの①身体的消耗感、②情緒的消耗感、③精神的消耗感の3因子モデル、21項目を一つの因子とみなす単因子モデル、そして、エンツマンらにより抽出された①意欲の減退、②消耗感、③目的の喪失の3因子モデルの適合度が比較、検討されました。その結果、最後に述べたエンツマンらによる3因子モデルのあてはまりが最もよいことが確かめられました。また、この3因子モデルは、クライエントと直接接する機会の多いヒューマン・サービスでもクライエントと直接接する機会のない職種からなるサンプルやヒューマン・サービス従事者のサンプルにおいても、ホワイトカラーにおいても、三つのモデルのなかで最もあてはまりのよいモデルであったことが、あわせて報告されています。さらに、今後の検討の余地を残しながらも、反応の一貫性などの観点から、エンツマンらの提唱した3因子モデルのうち、目的の喪失の因子を除いた15項目から尺度を構成することが望ましいとの見解を述べています。

この研究以外にも、BMの因子構造について、パインズらの提唱する、単一因子構造、ないしは、身体的消耗感、情緒的消耗感、精神的消耗感の3因子構造とは異なる結果が報告されています(コーコラン、一九八六、レイとミラー、一九九一など)。これらの研究結果から、BMについては、尺度としての信頼性、妥当性の検証が終わっているとは言いがたく、むしろ、エンツマンらが主張するように、項目の取捨などさらなる検討が必要であると考えられます。

なお、日本では、稲岡が翻訳した（日本版）バーンアウト・メジャー（21項目）が知られています（稲岡、松野、宮里、一九八四、稲岡、一九八八など参照）。

●（日本版）バーンアウト尺度

日本では、久保と田尾が（日本版）バーンアウト尺度を作成しています（巻末の付録を参照してください）。この尺度は、田尾（一九八七）がMBIなどを参考に、わが国のヒューマン・サービスの現場に適合するようあらたに作成した20項目をもとに、その後の研究（田尾・久保、一九九六、久保、一九九八、久保、一九九九など）のなかで、項目の追加、削除をおこない、17項目にまとめたものです。MBIの項目と意味的に似通ったものはありますが、まったく同じ（そのまま翻訳した）項目はありません。表3に、久保（一九九八）と久保（一九九九）の2回の調査データにおける各項目の因子負荷量を示しました。

因子負荷量とは、因子分析の結果出力される数値です。先に述べましたが、因子分析とは、ある尺度が、いくつのグループ（因子）から構成されているかを確かめる手法です。この場合、問題となるのは、それぞれの項目が、どの程度、それぞれのグループ（因子）の

表3　(日本版) バーンアウト尺度の項目と因子負荷量 (筆者が作成)

	久保 (1998) I	II	III	久保 (1999) I	II	III
① こんな仕事，もうやめたいと思うことがある。	0.460	−0.163	0.621	0.522	−0.075	0.586
② われを忘れるほど仕事に熱中することがある。	−0.029	0.650	0.126	0.157	0.655	0.081
③ こまごまと気くばりすることが面倒に感じることがある。	0.629	−0.017	0.313	0.650	0.145	0.261
④ この仕事は私の性分に合っていると思うことがある。	−0.215	0.628	−0.125	0.036	0.738	−0.092
⑤ 同僚や患者の顔を見るのも嫌になることがある。	0.730	−0.049	0.214	0.702	0.139	0.272
⑥ 自分の仕事がつまらなく思えてしかたのないことがある。	0.701	−0.151	0.262	0.738	0.066	0.332
⑦ 1日の仕事が終わると「やっと終わった」と感じることがある。	0.101	−0.024	0.784	0.130	0.110	0.796
⑧ 出勤前，職場に出るのが嫌になって，家にいたいと思うことがある。	0.429	−0.177	0.571	0.468	−0.072	0.608
⑨ 仕事を終えて，今日は気持ちのよい日だったと思うことがある。	−0.079	0.664	−0.190	0.112	0.763	0.079
⑩ 同僚や患者と，何も話したくなくなることがある。	0.745	−0.082	0.232	0.746	0.116	0.241
⑪ 仕事の結果はどうでもよいと思うことがある。	0.683	−0.034	0.067	0.803	0.184	0.053
⑫ 仕事のために心にゆとりがなくなったと感じることがある。	0.318	−0.081	0.667	0.361	0.137	0.644
⑬ 今の仕事に，心から喜びを感じることがある。	−0.216	0.761	−0.118	−0.015	0.824	0.089
⑭ 今の仕事は，私にとってあまり意味がないと思うことがある。	0.660	−0.186	0.213	0.724	0.109	0.213
⑮ 仕事が楽しくて，知らないうちに時間がすぎることがある。	−0.064	0.737	−0.207	0.102	0.764	0.004
⑯ 体も気持ちも疲れはてたと思うことがある。	0.284	−0.041	0.756	0.270	0.127	0.747
⑰ われながら，仕事をうまくやり終えたと思うことがある。	0.067	0.642	0.065	0.203	0.675	0.195

※　久保 (1999) では18項目で因子分析をしていますが，ここでは17項目で因子分析をしているため，久保 (1999) とは因子負荷量の値が少し異なります。

特徴を持っているか、つまり、各因子と、どの程度関連があるかです。この当該項目と各因子との関連性の程度を示す数値が因子負荷量です。

たとえば、表3をみると、一番上に「こんな仕事、もうやめたいと思うことがある」という項目がありますが、その横に0.460　−0.163　0.621という数値が並んでいます。この数値が因子負荷量です。この項目が、それぞれ、第1因子、第2因子、第3因子と、どの程度関連しているかを示す数値です。数値の絶対値は関連の強さ（絶対値が大きいほど関連が強い）、符号は関連の方向性（正の関連性と負の関連性）を示しています。

因子負荷量自体は、おおむね−1.0から1.0の範囲の値をとりますが、数値の大小、つまり、各因子との関連性の有無を決める絶対的基準はありません。どの程度の因子負荷量の項目が、関連性の強い項目だと言えるかは、データの性質によっても違ってきますが、一般に、因子負荷量が0.5ぐらい以上あれば、その項目は、当該因子と関連性の強い項目だと判断してもよいでしょう。たとえば、「こんな仕事、もうやめたいと思うことがある」という項目に関して言えば、因子負荷量の値から、第1因子とも関連していますが、第3因子との関連性がもっとも強い項目として分類できます。

久保（一九九八）の有効回答者数は看護師九四七名、久保（一九九九）の有効回答者数は看護師九四三名でした。いずれの分析においても、主成分法により固有値（各因子の説明率の高さを示す数値で、この値が大きい因子ほど、数多くの項目と関連性がある因子と評価されます）1以上の因子を選択したところ、久保（一九九八）、久保（一九九九）ともに三因子解が得られました。そして、この三因子解を初期解とし、直交回転（バリマックス回転）を用いて、より適切な解を求めました。この手続きは、マスラックらが選択した因子分析の手続きとまったく同じです。

あらためて表3を見てください。各項目ごとに、久保（一九九八）の調査データと久保（一九九九）の調査データそれぞれを用いた因子分析の結果が比較できるようになっています。各項目ごとに両調査データの因子負荷量を比較すると、各項目の因子ごとの因子負荷量の値は、両調査を通じてほとんど同じであることがわかります。つまり、(日本版)バーンアウト尺度の因子構造は、調査の時と場所を変えても、ほぼそのままの形で「再現」されたことになります。この結果は、看護師という対象に限って言えば、(日本版)バーンアウト尺度の因子の再現性が高いことを示しています。

第1因子では、「⑩同僚や患者と、何も話したくなくなることがある。」、「⑤同僚や患者の顔を見るのも嫌になることがある。」、「⑥自分の仕事がつまらなく思えてしかたのないことがある。」、「⑪仕事の結果はどうでもよいと思うことがある。」、「⑭今の仕事は、私にとってあまり意味がないと思うことがある。」、「③こまごまと気くばりすることが面倒に感じることがある。」といった項目の因子負荷量が高いことが表から読み取れます。これらの項目は、クライエントとの関係を含む職場の対人関係やヒューマン・サービスという職業に対するネガティブな感情や行動傾向に関わる項目です。MBIの枠組みにしたがえば、第1因子は脱人格化の因子に相当すると考えられます。

第2因子では「⑬今の仕事に、心から喜びを感じることがある。」、「⑮仕事が楽しくて、知らないうちに時間がすぎることがある。」、「⑨仕事を終えて、今日は気持ちのよい日だったと思うことがある。」、「②われを忘れるほど仕事に熱中することがある。」、「⑰われながら、仕事をうまくやり終えたと思うことがある。」、「④この仕事は私の性分に合っていると思うことがある。」といった項目の因子負荷量が高いことが表から読み取れます。これらの項目は、仕事における達成感、充実感に関わる項目です。MBIの枠組みにしたがえば、第2因子は個人的達成感の因子に相当すると考えられます。

第3因子では、「⑦一日の仕事が終わると「やっと終わった」と感じることがある。」、「⑯体も気持ちも疲れはてたと思うことがある。」、「⑫仕事のために心にゆとりがなくなったと感じることがある。」、「①こんな仕事、もうやめたいと思うことがある。」、「⑧出勤前、職場に出るのが嫌になって、家にいたいと思うことがある。」といった項目の因子負荷量が高いことが表から読み取れます。これらの項目は、日々累積していく疲労感、虚脱感に関わる項目です。ＭＢＩの枠組みにしたがえば、第3因子は情緒的消耗感の因子に相当すると考えられます。

バーンアウトがストレスの結果生じるストレス反応の一つであるとすれば、看護師が日常経験するストレッサとの関連が認められるはずです。そこで、尺度の妥当性を検討する目的で、ストレッサ項目(「医師との葛藤」、「上司との葛藤」、「同僚への不信感」、「同僚からの疎外感」、「ケアの不全感」、「患者の死体験」、「過重負担」、「教育環境の不備」)を説明変数、(日本版)バーンアウト尺度の三つの下位尺度(脱人格化、個人的達成感の低下、情緒的消耗感)それぞれの得点を目的変数とする重回帰分析をおこないました。

一般に、二つの変数間の関連性を評価する場合、相関係数という統計量が用いられます。それに対して、一つの変数と複数の変数との関連性を評価する場合、重相関係数という統計量が用いられます。重相関係数は、重回帰分析の結果算出される数値です。重回帰分析とは、一つの変数(目的変数ないしは従属変数)の値の変化を複数の変数(説明変数ないしは独立変数)の値の変化によって、どの程度説明できるかを評価するための統計的手法です。

この場合、(日本版)バーンアウト尺度の三つの下位尺度それぞれが目的変数となります。つまり、情緒的消耗感(あるいは、脱人格化、個人的達成感の低下)は、その原因と推測される八つのストレッサに関わる変数(「医者との葛藤」、「上司との葛藤」、「同僚への不信感」、「同僚からの疎外感」、「ケアの不全感」、「患者の死体験」、「過重負担」、「教育環境の不備」)によって、どの程度説明できるかを、重回帰分析という手法により評価していることになります。

分析の結果、脱人格化と情緒的消耗感については、ここで取り上げたストレッサとの関連が認められましたが、個人的達成感の低下については、重相関係数の値が低く、ストレッサ項目との関連の低いことがわかりました。

ストレスの結果生じるストレス反応は、バーンアウトだけではありません。従来のストレス研究では、さまざまな心理的、身体的な症状(以後、心身症状)がストレス反応として生じることが知られています。そこで、産業衛生学会が作成している項目をもとに、現場の看護師が実際に経験する心身症状(「注意・集中困難」、「不安感・焦燥感」、「身体的違和感」、「一般疲労」)とバーンアウトとの関連を調べました。その結果、心身症状との高い関連が認められたのは情緒的消耗感だけでした。脱人格化では、心身症状との間に関連は認められたものの、関連の程度はそれほど高くありませんでした。また、個人的達成感の低下では、心身症状との間にほとんど関連性は認められませんでした。

MBIの因子構造を検討した研究の多くが、情緒的消耗感と脱人格化は一つの因子を形成する傾向があり、個人的達成感の低下は三つのなかでは一番独立した因子であるという見解を支持しています。この結果は、情緒的消耗感、脱人格化の主たる原因と個人的達成感の低下のそれが異なるという可能性を示唆するものです。(日本版)バーンアウト尺度においても、情緒的消耗感因子と脱人格化因子とは、ストレッサとの関連が強く、個人的達成感の低下はストレッサとの関連が弱いという傾向が認められました。これは、(日本版)バーンアウト尺度固有の問題と言うよりも、マスラックらにより提唱されたバーンアウトの3因子構造そのものの問題であると考えられます。

(日本版)バーンアウト尺度は、多くの研究者に採用され、データの蓄積が始まっています(上野・山本、一九九六、増田、一九九七、新井、一九九九、伊藤、二〇〇〇、岡田・河野、二〇〇〇、河野、二〇〇〇、荻野、二〇〇〇、田村・石隈、二〇〇一など)。そのなかで、増田(一九九七)は、ホーム・ヘルパーを対象に、(日本版)バーンアウト尺度の因子構造を検討しています。検証的因子分析の手法により、3因子モデル、情緒的消耗感と脱人格化が一つの因子を形成する2因子モデル、そして、すべての項目が一つの因子を形成する単因子モデルといった三つのモデルの適合度が評価されています。分析の結果、3因子モデルのあてはまりが最もよいことが確認されています。また、同様に、看護師を対象とした調査(岡田・河野、二〇〇〇、河野、二〇〇〇)でも、主因子法ないしは主成分法により因子を抽出し、バリマックス回転を施した結果、3因子構造を支持する結果が報告されています。

しかし、学校教員を対象とした調査では、若干異なる因子構造となることが報告されています。田村・石隈（二〇〇一）では、主因子法により因子を抽出し、バリマックス回転を施した結果、3因子解が得られましたが、情緒的消耗感に分類されている2項目が、脱人格化の因子に「混入」するなど、若干の項目の移動が認められました。

また、伊藤（二〇〇〇）では、主成分法により因子を抽出し、バリマックス回転を施した結果、情緒的消耗感と脱人格化が一つの因子を形成し、個人的達成感の低下が独立した因子を形成する2因子解が得られています。

（日本版）バーンアウト尺度は、まだ、データの蓄積が始まったばかりであり、その信頼性、妥当性について、早急な結論を下すことはできません。適用対象について、この尺度が、もともと看護師を対象とした一連の調査データをもとに構成されてきた経緯をふまえれば、他のヒューマン・サービス従事者に、この尺度をそのまま適用することができるかは、あらためて検討をおこなう必要があるでしょう。とくに、バーンアウト研究では、看護師とともに報告件数の多い学校教員に関して言えば、勤務形態やサービス対象者の特性など、看護師とはかなり異なった職場環境にあることは事実です。この点を考慮すれば、教員を対象とした調査では、(日本版)バーンアウト尺度の改編、見直しが必要となるかもしれません。

また、現状では、(日本版)バーンアウト尺度は、バーンアウトという症状について、何がしかの診断基準を提供するものではありません。つまり、この尺度により得られた得点は、あくまで、その高低による相対評価に用いられるべきです。この点、今後のデータの蓄積により、ある程度の得点基準を設定することができるようになるかもしれませんが、現状では、得点の評価は個々の研究者の判断に委ねられています。

●バーンアウト測定の問題点

バーンアウトの実証的研究は、MBIやBMといったバーンアウトを測定するための「ものさし」づくりから始まりました。バーンアウトの尺度化を通じて、バーンアウトという現象が操作的に定義されていったわけです。

心理学的な概念の場合、その実体が観察不可能なものであるため、尺度化の過程がそのまま概念構成の手続きとなっている場合も少なくありません。知能などはその端的な例だと言えるでしょう。この場合、まず尺度の信頼性と妥当性を高めていく努力が必要とされます。この手続きにしたがって、バーンアウト尺度についても、その信頼性、妥当性を検討するための数多くのデータが蓄積されてきました。しかし、ＭＢＩに代表されるバーンアウト尺度に測定論的な問題がないわけではありません。

ＭＢＩやＢＭといった、バーンアウトを測定するための主だった尺度は、みな個人が各項目の内容が自分にあてはまるかどうかを主観的に判断する自己報告形式のものです。自己報告式の尺度は、短時間に多人数のデータを収集することができるなど、手続き上のメリットは大きいのですが、その反面、尺度の信頼性、妥当性について一定の制約を受けます。まず、自己報告は、回答者の意図により結果が大きく変わってきます。

たとえば、ＭＢＩには、「サービスの受け手がどうなろうと私の知ったことではない」など、ヒューマン・サービスの職業倫理に照らして、きわめてネガティブな項目が含まれています。この項目以外にも、ヒューマン・サービス従事者にとって、バーンアウト尺度で問われる項目は、その人が提供しているサービスの質そのものに関わってくるものがほとんどです。自分の提供しているサービスを否定的に評価することは、もしこの結果が同僚や上司の知るところとなれば、体裁が悪いし、今後不利な扱いを受けるかもしれないという危惧を抱いても不思議ではありません。また、匿名性が保証され、他人に知られる可能性がまったくなかったとしても、自己評価を損なうことにつながります。こういった理由から、回答者が自分を望ましく見せるために、意図的に反応を歪める可能性は否定できません。

次の制約として、仮に、回答者ができるだけ率直に自らの気持ちや状態を回答するよう心がけていたとしても、いつも自分の気持ちや考えを正確に報告できるとは限りません。今自分がどのような状態にいるのか、消耗しているのか、適切なサービスが提供できているのか、前向きな気持ちを維持しているのかなど、私たちが正確に自分の状態をモニターできているという保障はありません。自分の内側で起こっていることを正確に評価し、報告するというのは、私たちが想像する以上に、はるかに困難な作業です。体温計で検温したりするのとはわけが違います。

もちろん、この自己報告にともなう制約は、バーンアウト尺度に限ったことではありません。ただ、これまでのバーンアウト研究が、自己報告のみに依存してきた事実は否定できません。この意味で、今後、自己報告式の尺度以外の評価法を検討し、両者を併用することで、従来からの知見を検証していく作業が必要となってくるでしょう。

もう一つの問題点は、本章でも繰り返し述べてきた、バーンアウトの概念定義のあいまいさです。たとえば、情緒的消耗感がバーンアウトの本質的な因子なのだから、情緒的消耗感の程度のみを評価すればよいとする主張は、もっともな議論です。その一方で、バーンアウトの概念としての特異性を脱人格化や個人的達成感の低下に求めようとする研究者も少なくありません。どのような症状をもって、「バーンアウトしている」と判断するのか。いまだ、議論上の一致点を見いだせないでいます。

七〇年代のフロイデンバーガーの論文から、バーンアウト研究はスタートしました。MBIが開発され、実証的な研究が始まってから数えたとしても、もう二〇年以上の歳月が経過しています。今までのバーンアウト研究の評価を求めたとすれば、評価する人、批判する人、もしかすると、両者の数は拮抗するかもしれません。そして、批判的見解の多勢を占めるのは、バーンアウト概念のあいまいさについてのものでしょう。

この二〇年間の間、おびただしい数の研究の蓄積を経て、バーンアウトに関わる事柄のほとんどが解明されているかと問われれば、残念ながら、限定的な理解しか得られていないことを認めざるをえません。そして、バーンアウトに関わる事柄のなかで、最もわかっていないのは、そもそも、バーンアウトとは何なのかという基本的な問いに対する答えであることに気づかされます。その理由の一端は、バーンアウトを概念的に（演繹的に）定義することを回避し、MBIに代表される操作的な定義のみに依存して、研究を積み重ねてきたことにあります。この問題については、第7章でふたたび論じることにします。

5●バーンアウトのリスク要因

●バーンアウトの因果モデル

バーンアウトをストレスの結果生じるストレス反応の一つとして位置づけるのであれば、その因果モデルは、既存のストレスモデルを基本的な枠組みとして受け入れることになります。ストレスモデルにはさまざまなものがありますが、第2章の図2で示したように、ストレスの原因として環境要因と個人要因の双方を仮定しているものが一般的です。この枠組みにしたがえば、バーンアウトのリスク要因は、大きく分ければ、個人要因と環境要因の二つに分類することができます。この章では、バーンアウトの原因としての個人要因と環境要因について検討します。

●個人的な経験としてのストレス

一般に、ストレスを感じやすい人、感じにくい人がいます。たとえ、問題の多い職場であったとしても、その状況を克服して水準の高い仕事を維持している人も数多くいます。ラザルスとフォルクマン（一九八四）は、ストレスをストレスとして認知し評価した場合、ストレスはストレスになると述べています。逆に言えば、本人がストレスとして認知しなければ、ストレッサはストレスとはなりえません。個人的な経験としてのストレスを重視する立場からの議論です。

●理想に燃え使命感にあふれた人を襲う病

バーンアウト研究の初期に、さまざまな雑誌に啓蒙的な論説を掲載していたカーン（一九七八）は、「理想を言えば、（ヒューマン・サービスの現場では）バーンアウトしない人を採用すればよい」と述べています。もちろん、これは逆説的な言いまわしです。カーンの言う、バーンアウトしない人とは、サービスの成行きを客観的に見つめ、何か問題が起こると、しかたのないこととあきらめて、深いところでの自我関与を避けようとする人たちです。彼らは、確かにストレスへの耐性は強いかもしれません。しかし、相手から信頼され、感謝されるサービスを提供できるかと言えば、少なからず懐疑的にならざるをえません。サービスの量はともかく、質はあまり期待できないかもしれません。

看護師であれ、ヘルパーであれ、提供されるサービスは、やはり、献身的な理想に殉じる姿勢があってこそ向上していくという側面のあることは否定できません。ここに、カーンが指摘したヒューマン・サービスのディレンマがあります。つまり、ヒューマン・サービス従事者にとって重要な性格特性である他人を気遣う心、利他的な奉仕的精神が、バーンアウトのリスクを高める性格特性となっているのです。

フロイデンバーガー（一九七四）は、ヒューマン・サービスに従事している人には、概して、ひたむきで自我関与の高い人が多く、そのような人は、自らの性格ゆえにバーンアウトしやすいと述べています。ひたむきに働く人は、あまりにも多くの仕事を成し遂げようとし、できない場合、できないことに深く悩みがちです。ヒューマン・サービスは、人が相手の仕事だけに成果は見えにくく、達成感はなかなか得られにくい職種だと言えます。際限なく繰り返される相手からの要求と慢性的な人材不足、そのような環境のなかで、ひたむきで自我関与の高い人が極度の消耗を経て、バーンアウトに陥ることは想像に難くありません。プライスとマーフィー（一九八四）によれば、バーンアウトは「理想に燃え使命感にあふれた人を襲う病」なのです。

●性格特性との関連

バーンアウトと個人の性格特性との関連を論じる場合、いわゆる「ビッグ・ファイブ（Big Five）」、パーソナリティの5因子モデルからの視点が必要でしょう。マックレーとジョン（一九九二）によれば、パーソナリティは、「神経症傾向（Neuroticism）」、「外向性（Extraversion）」、「開放性（Openness）」、「調和性（Agreeableness）」、「誠実性（Conscientiousness）」の5因子により記述できるとされています。このなかで、特に、バーンアウトとの関連性が論じられてきたのは、神経症傾向です。もともと、神経症傾向とは、何か問題が起こったとき、その事態に過敏に反応する傾向をあらわす概念です。この意味で、一般にストレス耐性に関わる性格特性の一つと考えられています。

たとえば、ミルズとヒュブナー（一九九八）は、学校心理士を対象に、性格特性などの要因とバーンアウトとの関連を調べました。調査は、7カ月の間隔をあけて、二度、同じ人物からの回答を得る、継時的調査として設計されていました。最初の調査で得られたパーソナリティ5因子のそれぞれの得点と、7カ月後のバーンアウト得点との関連が検討されました。その結果、最初の調査時点での神経症傾向因子の得点は、7カ月後のMBIの3因子それぞれの得点と関連していましたが、特に、情緒的消耗感との間に高い関連性が認められました。第3章でも述べたように、情緒的消耗感は、MBIの3因子のうちで最も一般的なストレス反応に近い因子です。この点を考慮すれば、神経症傾向の高い人は、その性格ゆえにストレスを受けやすく、その結果として、情緒的消耗感を経験しやすいことが推測できます。

また、パーソナリティ5因子のうち、外向性も、7カ月後のMBIの3因子、とりわけ、個人的達成感との間に高い関連性があることが認められました。ただ、関連の方向性は、神経症傾向と外向性とでは、まったく逆でした。神経症傾向が、バーンアウトのリスクを高めるのに対し、外向性はリスクを軽減する性格特性であることが確認されました。

外向性とは、社交性、活動性をあらわす概念です。つまり、外向性の高い人は、物事に対して前向きに取り組む傾向があり、また、他者とのコミュニケーションにも積極的で、一般に、幅広い人的ネットワークを持っています。このような特性が、ストレッサに対して、問題解決的な対処行動をとることや、さまざまなかたちでのソーシャル・サポートを受けられることなどにつながるのではないかと推測できます。この意味で、外向性の高い人は、結果として、ストレスに強い性格であると言えるでしょう。

ストレスに強い性格特性ということであれば、コバサ（一九七九）の提議した「頑健さ（hardiness）」という概念が、よく知られています。頑健さとは、次の三つの特性から構成される概念です。

①関与（commitment）

生活の出来事に積極的に関わっていこうとする意欲。

②コントロール感（control）

物事を自分の力で変えることができるという信念。

③変革信念（challenge）

安定よりも変化を望み、変化は成長につながるという信念。

コバサらの研究（コバサ、一九七九、コバサ、マディとカーン、一九八二など）は、性格特性としての頑健さが、ストレス一般に対して耐性を持ちうることを示そうとしたものです。バーンアウトと頑健さとの関連については、マックレーン、ランバートとランバート（一九八七）が、看護師を対象に調査、検討をおこなっています。彼らの論文では、頑健さとバーンアウトとの間に負の関連が認められたこと、つまり、頑健さという性格特性を持ち合わせたものほど、バーンアウトのリスクが低いという結果が報告されています。

ここまで、ストレスに強い性格、弱い性格という観点で、パーソナリティ5因子のうちの、「神経症傾向」、「外向性」、そして、コバサらの研究による「頑健さ」の三つの性格特性を取り上げました。最後に、バーンアウトないしはストレスと性格特性との関連を議論する場合の問題点についてふれておきます。

もうお気づきかと思いますが、ストレス耐性の高い性格特性である、外向性と頑健さは、よく似た概念で、相互に重なり合う部分が大きいと言えます。さらに、この議論を進めると、実は、MBIの3因子のうち、個人的達成感という概念も、これらの概念と類似した概念であることがわかります。このことは、性格特性との関連を検証する場合、つねに考慮しておかなければならない点です。つまり、因果関係なのか、たんなる概念定義上の重なりなのかを見きわめなければならないということです。

研究デザインとしては、ある性格特性が、バーンアウトのリスク要因と言えるかどうかということを検証するものになっていたとしても、それぞれの測度、たとえば、外向性なり頑健さなりの尺度の項目と、MBIの個人的達成感の項目が似通ったものであった場合、両者の間に高い関連性が認められるのは、関連性の検証以前の問題で、至極当たり前のことだと言わざるをえません。さらに言えば、神経症傾向と情緒的消耗感との関連についても、両者は、まわりのことに対する不快な感情、物事を否定的に見る見方といった点で、多分に共通した要素を含んでいます。

この議論は、もちろん、バーンアウト研究だけに限定されるわけではありません。他の領域の研究においても、性格特性という構成概念と他の概念との関連を検証する場合、測度として用いられる尺度項目間の重なりには、十分な注意を払わなければなりません。前向きで活動的な人は、バーンアウトのリスクが低いのか、あるいは、そもそも情緒的消耗感を感じている人は、前向きで、活動的な気持ちがなくなってしまっているだけのか、質問紙だけで判別することは不可能です。

●履歴との関連

一方、個人的な履歴とバーンアウトとの関連を検討している研究もあります。バーツとマロニー（一九八六）は、集中治療室で働いている看護師について調査をおこない、若い看護師ほどバーンアウトしやすいという結果を報告しています。また、フィミアンとブラントン（一九八七）、久保・田尾（一九九四）、マッカーシー（一九八五）、オドリィスコールとシューベルト（一九八八）、ラッセル、アルトマイヤーとベルツェン（一九八七）などの研究でも、年齢が高く、勤務年数の長い人ほどバーンアウトしにくいという結果が報告されています。

5──バーンアウトのリスク要因

これらの研究をはじめとして、年齢とバーンアウトとの間には負の関連性が認められるとするのが一般的な見解ですが、レイターとハービー（一九九六）などは、メンタルヘルス従事者に関するバーンアウト研究のレビューを通じて、年齢とバーンアウトとの関連について否定的な見解を述べています。

年齢とバーンアウトとの関連について、一様な結論が見いだせない理由として、年齢という要因の多義性が考えられます。年齢とバーンアウトとが表面上関連しているのは、両者の間にさまざまな要因が介在しているからではないかと推測できます。

たとえば、経験という要因はその一つです。コーデスとドハティ（一九九三）は、未経験な人ほど、達成への期待、職務それ自体への期待、そして、職務の遂行をサポートする組織への期待が高いことを指摘しています。もちろん、高い理想を掲げることはよいことには違いありません。ただ、あまりに現実とかけ離れた理想を持つことは、ブラムホールとエッツェル（一九八一）の言葉にもあるようには、バーンアウトの第一段階にあると言わざるをえないでしょう。リアリティ・ショックを経験していない、つまり、現実の壁に、まだぶつかっていない人ほど、相手のことを真剣に考えるあまり、消耗のサイクルに踏み込んでしまうことが予想されます。年齢を重ね、経験を積むことにより、現実に即した期待水準を設定できるようになります。

また、フィミアンとブラントン（一九八七）は、経験とバーンアウトとの関連に関わる変数として、ストレスへの対処法の違いを指摘しています。つまり、経験を積むことで、ストレスへの対処行動を学び、結果としてバーンアウトへの耐性が高まるとする見解です。ローゼンタール、シュミッドとブラック（一九八九）も、年齢が高く人生経験が豊かになるほど、ストレスに対する計画的で適応的な対処行動をおこなっていると報告しています。

また、年齢を重ね、職歴を重ねるにつれ、職場内で幅広いネットワークが持てるようになります。このような豊かな人間関係を背景としたソーシャル・サポートの充実も、年齢とバーンアウトとの関連性を高めている要因の一つでしょう。

バーンアウトの性差については、一貫した結果は得られていません。ラッチマンとディアマント（一九八七）、エツィオン（一九八四）、エツィオンとパインズ（一九八六）らは、女性のほうがバーンアウトしやすいという結果を報告しています。その理由として、エツィオンとパインズは、仕事と家事という二つの仕事を持ち、両者の間での葛藤を経験することが女性に多いということ、また、女性のストレスへの対処行動が男性に比べて間接的で、効果が少ないということをあげています。

しかし、ラッセル、アルトマイヤーとベルツェン（一九八七）は、男性のバーンアウト得点が高いという結果を報告していますし、レムカウ、ラファァティ、パーディィとルディィシル（一九八七）、パインズとカフリー（一九八一）らは、バーンアウトに男女差はないとする結果を報告しています。

性差とバーンアウトとの関連について検討する場合も、年齢同様に、両者の間にさまざまな要因が介在していることを考慮しなければなりません。たとえば、ヒューマン・サービス職のなかでも、看護師やヘルパーなどは、圧倒的に女性が多い職種ですし、警察官などは男性が多い職種です。また、同じ職場内のサンプルであっても、時として、男性と女性で従事する業務の分布にかなりの違いが認められる場合もあります。集まったサンプルから単純に性差を検討すると、このような職種や業務の違いの影響が色濃く反映した結果となります。

また、バーンアウトの研究が、もっぱら内観報告に頼っている点を考慮すれば、内観報告の性差も考慮しなければなりません。グリーングラス（一九九一）は、女性よりも男性のほうが、脱人格化得点が高いという結果（たとえば、アンダーソンとイヴァニッキ、一九八五など）の背景には、男性の性役割行動があると述べています。男性の多くは、冷静で客観的な態度を保ち、できるだけ感情を抑制することが「男らしい」行動であると考える傾向にあります。そのため、脱人格化因子に属する項目などで、クライエントへの深い関与を認めず、一定の距離をとる姿勢を顕著にする方向に回答が偏りがちになります。この回答の偏りが、脱人格化傾向の男女差の背景にあるというのです。

性別にしろ、先の年齢にしろ、履歴に関わる要因を検討する場合、当該の履歴に関連する要因を考慮するような調査設計を工夫する必要があるのと同時に、少数の結果からの、安易な一般化は避けねばなりません。

●個人要因と環境要因

ショーフェリとエンツマン（一九九八）は、バーンアウトと個人要因との関連を検証した研究の結果を検討し、バーンアウトと代表的な個人要因との関連性について、独自の判断をおこなっています。表4に、その結果を要約したものを示しました。なお、表中で、「＋」が付してあるのは正の相関関係が、「－」を付してあるのは負の相関関係が認められた項目です。＋ないしは－の数は、関連の強さを表します。一つ、二つ、三つの順に関連性が強くなります。また、（ ）つきの符号で示された項目は、まだ十分な実証的根拠が得られていないとショーフェリらが判断した項目です。

ここまで、個人要因とバーンアウトとの関連について論じてきました。ただ、一般に、個人要因に焦点をあてた研究は、それほど多くはありません（久保・田尾、一九九一など参

表4　バーンアウトと個人要因との関連（ショーフェリとエンツマン（1998）の表4.2（p.75）の一部を筆者が翻訳したもの）

履　歴	
年齢	−−
職務経験	−
教育レベル	(＋)
性格特性	
頑健さ	−−−
統制の所在(コントロール)を外に求める傾向	＋＋
問題直視の対処行動スタイル	−−
自尊心	−−
「感情的なタイプ」	＋
タイプA型行動傾向	＋
神経症傾向（不安傾向)	＋＋＋
外向性	−
職務態度	
高い(非現実的な)期待	(＋)

照)。もちろん、ストレスに個人差がないわけではありません。世の中には、ストレスを感じやすい人、感じにくい人、ストレスに弱い人、強い人がいること、ストレス経験に個人差が存在することに疑いの余地はありません。たとえ、同じ環境で生活していたとしても、個人の性格により、経験により、受けてきた教育により、経験するストレスの程度に差が出てきます。

では、なぜ、個人差を問題にした研究が少ないのでしょうか。それは、これまでのストレス研究では、ストレスが生起する過程に果たす個人の役割の大きさを認めながらも、そこに議論を帰結させていくことを、あえて慎んできたからです。個人差を問題にすることが悪いわけではありません。ただ、個人差を強調する立場には、「ストレスを感じるのは、あなたが弱いからだ」とか「気持ちの切り替えが下手なあなたが悪い」といった見解を助長する懸念がつきまといます。このような見解は、客観的に見て、数多くのストレッサが存在する環境、改善の必要が大いにある職場で働いている人たちに、さらなる負担を強いることにもつながります。

また、研究成果という観点から言っても、個人に原因を帰属させる立場からは、職務改善や職場改革など具体的なアクションは生まれてきません。この意味で、まず、環境内のストレッサに着目し、その改善の道を模索することこそ、優先されるべきです。もちろん、この議論は、ストレス研究の一端であるバーンアウト研究にもあてはまります。

●過重負担

では、ヒューマン・サービスの職場環境のなかで、どのような環境要因がバーンアウトのリスク要因となっているのでしょうか。コンステーブルとラッセル（一九八六）は、看護師を対象に、職場環境とバーンアウトとの関連についての調査研究をおこないました。その結果、情緒的消耗感について言えば、数多くの環境要因のうち、仕事の切迫感（work pressure）との間に最も密接な関連が認められました。

また、ドーラン（一九八七）は、精神病棟と一般病棟の看護師を比較して、精神的な負担が大きいはずの精神病棟に比べて、一般病棟の看護師が強くバーンアウトを経験しているという結果を報告しています。精神病棟と比べ、一般病棟では、入れ替わり立ち替わり、多くの患者に対応しなければならず、そのことが現場の看護師の消耗感を高めていると考えられます。その他、数多くの研究が、日々接するクライエントの数が、バーンアウトの発症と密接に関係していることを報告しています（ラホッツとメイソン、一九八九、フリーセンとサローズ、一九八九、シン、ロザリオ、モルクとチェスナット、一九八四、田尾、一九八九など）。

ヒューマン・サービスの現場では、クライエントとのあわただしい、ゆとりのない関係が日常化しています。仕事への切迫感、そして、それにともなう多忙さや過重な負担が、ヒューマン・サービス従事者のストレスを高めていることは想像に難くありません。ヒューマン・サービスは、その仕事の性質上、ひとりの相手に対して、ひとりのワーカーが、その全能力をそそぎ込むのが理想のかたちとされています。

しかし、この一対一という理想のサービス関係を貫こうとすれば、現実には、ヒューマン・サービスは、半永久的に人材不足に苦しむことになります。この理想と現実とのギャップが、ヒューマン・サービス従事者に過重な労働負担を強いているのです。つまり、彼らが担当するケースの一つひとつに、一対一の理想にしたがって、全力を投入していくと、割り当てられるケースとの際限のない格闘を余儀なくされることになります。肉体的、情緒的な消耗感を経験せざるをえません。

このようなヒューマン・サービス現場の事情を考慮すれば、従事者の過重な労働負担を少なくするため、日々サービスを提供するクライエントの適正数を考えるべきでしょう。ひとりの担当者が責任を持ってケアできる人数には限りがあり、それが多くなりすぎると、バーンアウトに陥りやすくなります。たとえば、マスラックとパインズ(一九七七)は、託児所において、ひとりの職員が世話しなければならない子供の数が多い部署と少ない部署を比較しました。その結果、担当している子供の数が多く、彼らとの直接的な相互作用が頻繁になるほど、消耗しやすくサービスの質も低下する、と報告しています。さらに、マスラックらは、バーンアウトのリスクという点から言えば、たとえ勤務時間が長くなり、過重な負担を感じている状態であっても、直接子供と接する機会が少なければ、バーンアウトの発症頻度は少なくなると述べています。

一般に、過重負担と言えば、長時間勤務や重い身体的負担をともなう作業が思い浮かびます。もちろん、これらが過重な労働負担であることに間違いはありません。ただ、勤務時間や作業量といった量的な意味での過重負担だけではなく、作業の質的な負担についても考えていかなければなりません。私たちは、対人関係が多大なエネルギーを消費するものであることを、経験的に知っています。まして、それが、表面的な関係にとどまらず、相手の人格や生活史にまで踏み込んだ理解が必要な場合、そこに費やされるエネルギーは一様ではありません。ヒューマン・サービス従事者は、日常的に、このような関係をこなしていくことが求められます。勤務時間や作業量だけでは評価できない、過重な労働負担についても考慮していかなければなりません。

●自律性

自律性とは、自らの意志で仕事のスケジュールや方法を決定できる程度を指す概念です。一般に、医師や研究職などの専門職では自律性が高く、事務作業者など定型的な業務をこなす職種では自律性が低いと言われています。従業員の仕事への動機づけを促す職務設計のあり方を示したモデルとして有名なハックマンとオールダム（一九八〇）の職務設計モデルでも、望ましい職務要件を構成する五つの要因の一つとして、自律性が取り上げられています。

ボーランド（一九八一）は、ケース・ワーカーにバーンアウトが頻発するのは、ケース・ワーカーの職務全般にわたって自律性が制限されているからではないかと考えました。つまり、何か問題が起きても、ケース・ワーカーは自らの裁量で処置できず、肝心のところは必ず医師の判断を仰ぐことが求められます。医師の指示であれば、たとえそれがワーカー自身の意に反することであっても、指示通りに職務を遂行しなければなりません。ドーラン（一九八七）も同様の論点から、看護師は、看護の専門職という位置づけよりも、依然として医師の医療行為の補助者として認知される場合が多く、ひたすら医師に従属するという立場を強いられると論じています。

バーンアウトが頻発している職種は、社会的な位置づけが不明瞭で、他の職種からの干渉も多く、専門職としての認知が希薄である職種に多いことが知られています。逆に言えば、医師などのように専門職として自律性が確立された職種では、同じヒューマン・サービス職でありながら、バーンアウトが問題とされる場合はほとんどありません。これらの議論からも、職務特性としての自律性がバーンアウトと密接に関わっていることがうかがえます。

一般に、自律性は職務特性として位置づけられていますが、個々の職場を見ていけば、その管理体制によっても、自律性の程度に違いが生まれます。たとえば、ミラー、エリス、ズックとライルス（一九九〇）は、アメリカ中西部の精神病棟で働いている看護師や医療従事者を対象に、職場内のコミュニケーションのあり方とバーンアウトとの関連を調べる調査をおこないました。その結果、職場のコミュニケーションのあり方に関わる変数のうち、バーンアウトと最も密接に関連していたのは、職場改革などの意志決定に関与できるかどうかという変数でした。また、ジャクソンとシューラー（一九八三）も、構成員の意志決定への参加を促すことが、バーンアウトの低減に効果のあることを報告しています。

自分のあずかり知らないところで決定された方針にしたがって仕事を進めざるをえない場合、仮にその仕事をやり遂げたとしても、充実感よりも、押しつけられた徒労感が残るだけという場合も少なくありません。上位者の決定を伝達されるだけ、命令を受けるだけといった一方的なコミュニケーションの流れがストレスと密接に関わっているのです。先にあげたハックマンとオールダム（一九八〇）のモデルでも、組織の意思決定に関与することが、自らの仕事の成果に対して責任感を持つことにつながり、ひいては、仕事への動機づけを高めることが示されています。

さらに言えば、意思決定への積極的な参加が促される組織では、職場内のコミュニケーションも活性化し、職場集団の一体感、あるいは、メンバー間の体験の共有といったポジティブなネットワークも生まれやすくなります。独立した専門職が集まるヒューマン・サービスの職場では、とかく、各自が孤立しやすい環境にあります。だからこそ、こういったメンバー間のネットワークの構築が、他の職場にもまして、ストレスを軽減するための有効なサポートシステムとして機能すると考えられます。

●仕事要求度－コントロールモデル

自律性が制限されている職場では、多忙であったり過重な負担があっても、それを自らの裁量で軽減したり解消したりすることが難しくなります。先に取り上げた「過重負担」という要因に関しても、過重な負担が、自らの意志ではなく、他者から強制されたものであったならば、事態はよりいっそう深刻となります。

カラセクとシオレル（一九九〇）は、仕事の負担度が高く、裁量の自由度が低い職場環境では、ストレスに起因する疾患のリスクが高くなることを指摘しています。彼らの提議したモデルは、「仕事要求度－コントロールモデル」（Job demands-control model　以後JD-Cモデル）と呼ばれています。このモデルでは、仕事の量や時間配分（締め切り）、仕

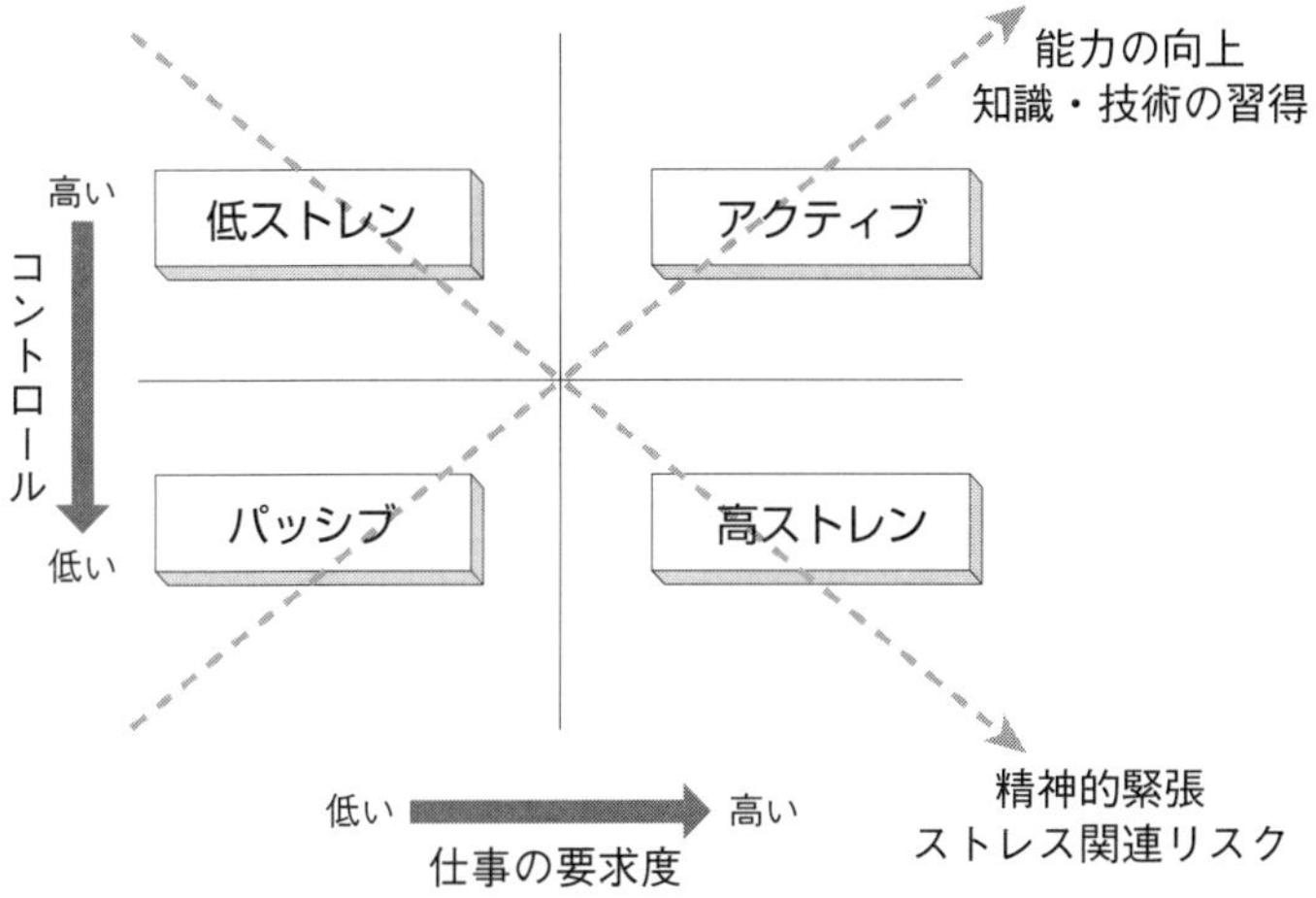

図6　ＪＤ−Ｃモデル（カラセク、ベーカー、マルクサー、アールボムとシオレル（1981）の図1（p.695）をもとに筆者が作成）

事の際に要求される緊張の度合いなどの仕事要求度と、職務遂行上認められている個人の裁量権、職場の意思決定への関与の度合いなど、自分の能力や技術、知識を発揮できる機会の有無（コントロール）という二つの要素の組合せにより、職場のストレス関連リスクが決まるとされています。

具体的に言えば、ＪＤ−Ｃモデルでは、仕事要求度とコントロールの程度により、職場環境を四つに類型化しています。図6を見てください。横軸に仕事要求度、縦軸にコントロールの程度をとると、おおまかに四つの象限に区切ることができます。

仕事要求度が高く、コントロールの程度も高い環境（アクティブ象限）では、仕事はきついけれども個人の創意工夫に委ねられている部分も多く、やり方によっては能力の向上や知識・技術の習得などにつながる職場環境であると位置づけられています。また、仕事要求度が低く、コントロールの程度が高い環境（低ストレン象限）では、求められている仕事は質・量とも低いレベルに設定されており、個人の自由裁量の余地も大きく、マイペースで仕事をこなしていくことができます。先のアクティブ象限と比べると個人的な向上はあまり期待できませんが、四つの象限のなかで最もストレス関連リスクの低い環境です。

仕事要求度もコントロールの程度もともに低い環境（パッシブ象限）では、刺激の少ない単調な職場に特徴的な環境で、能力を発揮する機会が与えられないまま、作業者の仕事への動機づけが低下していく傾向が認められます。最後の、仕事要求度は高いが、コントロールの程度は低い環境（高ストレン象限）は、四つの象限のなかで最もストレス関連リスクの高い環境とされています。この節の冒頭にも述べましたが、自らの意志に関わりなく日々過重な負担を強制される環境は、作業者にとって有害な環境に他ならず、職場環境のすみやかな改善がはかられなければなりません。カラセクらによる報告（カラセク、ベーカー、マルクサー、アールボムとシオレル、一九八一）からも、このような職場環境では心疾患などのストレス性疾患の発症率がきわめて高いことが示されています。

カラセクのJD-Cモデルは、職務ストレスの分野で確固たる地位を築いています。このモデルの優れた点は、過重負担と自律性という、ストレス分野では、今まで独立して取り扱われてきた要因を組み合わせたところにあります。もう一度、図6を見てください。単純に言えば、負担が少なく、自律性の高い環境が望ましいわけですが、このモデルは、実際の職場が必ずしも「机上の足し算」通りにはならないことを含んだものとなっています。ストレス関連リスクとは別に、向上心という評価基準を設定することにより、職場の実状に近いモデル構成をおこなっています。

第2章でも述べたことですが、負担が過重すぎても、逆に過少すぎても問題があります。ストレスがまったくない生活も、何にもまして苦痛な日々になりえるでしょう。緊張感のない定型的な作業を、人から命じられるままに繰り返していくことは、人の行動の源泉である「動機づけ」そのものをそこなってしまいます。この意味で、負担が重く、自律性が低い職場だけが、最悪の組合せとは言えない部分があります。

また、負担が少なく、自律性の高い職場が、一概に最高の環境であると言えない点も、私たちが実感するところと一致します。確かに、精神衛生的には、厳しいノルマもなくマイペースで仕事を進められる環境は、快適なものに違いありません。しかし、そのような環境のなかで、自らを向上させていける人はどの程度いるのでしょうか。このような環境で、高い生産性を維持し続けている職場があるとすれば、高い理想と強い意志を持った人たちの集まりであるか、卓越したマネージメントや良質の職場風土に恵まれているか、いずれにしろ、ほんの一握りにすぎないかもしれません。

では、JD-Cモデルにより示される四つの職場環境は、バーンアウトとどのように関連しているのでしょうか。JD-Cモデルとバーンアウトとの関連を、最初に実証的に検証したのはランズベルギス（一九八八）です。ランズベルギスは、看護師を中心とした医療従事者二八九名を対象とした調査から、JD-Cモデルの四つの象限の間で、情緒的消耗感、個人的達成感の低下において有意な差が認められたことを報告しています。特に、情緒的消耗感においては、モデルの予想通り、アクティブ象限→低ストレン象限→パッシブ象限→高ストレン象限の順で消耗感の度合いが増すという結果が得られています。しかし、その後のJD-Cモデルとバーンアウトとの関連を検討した研究においては、一貫した結果は得られていません。

たとえば、ミーラムド、クシニールとメイル（一九九一）では、ソーシャル・ワーカー二六七人を対象とした調査において、仕事要求度とコントロールの程度の組合せが、バーンアウトとどのような関連があるかを検討しました。その結果、仕事要求度が高いほど、また、コントロールの程度が低いほど、バーンアウト得点が高くなるといった関連は認められましたが、これらの要因は加算的で、先のランズベルギスの研究で示されたような両者の組合せによる交互作用効果は認められませんでした。

また、デェリューク、ルブラン、ショーフェリとデェヨンゲ(一九九八)の調査では、三六七人の看護師のデータをもとに、仕事要求度ならびにコントロールの程度とバーンアウトとの関連が検討されました。彼らの研究では、能動的な対処行動をおこなっている看護師では、JD-Cモデルで示されているような仕事要求度とコントロールの程度の交互作用効果が、情緒的消耗感においてのみ認められました。能動的な対処行動とは、問題が起こったときに、その状況を客観的に分析してみたり、事態を打開するための具体的な方策を試してみたりといった、問題を正面からとらえようとする行動です。この結果は、コントロールの程度といった環境要因が重要となってくるのは、その環境を活かしきれる人、つまり、能動的に事態と関わっていける人に限られるという見解を示唆しています。

もちろん、どのような人にとっても、裁量の自由度を奪われた職場は、ストレス関連リスクの高い環境であることに変わりはありません。しかし、裁量の自由度が与えられていたとしても、それを活かして、さまざまな仕事上の困難を解決していくためには、個人的資質の問題も無視できない要因の一つには違いありません。

現在、JD-Cモデルは、仕事の要求度、コントロールと並んで、ソーシャル・サポートを第三の軸として取り込んだ改良版が一般的なかたちとされています。モデルが修正を重ねてきた背景の一つには、初期のカラセクらの研究以降、実証的研究による十分な支持が得られていない状況があります。バーンアウトの分野においても、これまでに述べたように、JD-Cモデルとの関連は、それほど明確ではありません。

では、なぜ、JD-Cモデルが実証研究の場で支持されないのでしょうか。いくつかの理由が考えられますが、そのうちの一つに指標のとり方の問題があると考えられます。JD-Cモデルを検証した研究を概観すると、仕事の要求度の指標としてどのような変数をとるか、仕事の切迫感なのか、作業量なのか、課題の困難さなのか、研究者によって、そのとらえ方はまちまちです。また、同様のことが、コントロールの指標にもあてはまります。この点、カラセク自身も、仕事の要求度やコントロールの指標として何をとるべきか明確な指針を示していません。JD-Cモデルの実証的研究の結果が一貫しないのも、このような方法論上の問題点があるためだと考えられます。

さらに言えば、何が仕事の要求度を高め、何がコントロールを高めるのかは、職種によっても違います。たとえば、同じヒューマン・サービスであっても、看護師と教員とでは、仕事の要求度を高める要因の構成は異なるでしょうし、どのような領域で自由裁量を認めてもらいたいかについても、意見が分かれるでしょう。先に述べた指標の不一致の問題を解消するために、一義的に測定指標を定めることも、かえってモデルの適用範囲をせばめてしまう可能性があります。地道な作業ですが、それぞれの職種の現況を分析し、具体的で、きめの細かい視点をとることで、JD-Cモデルの枠組みが、現場の職務改善の指針として機能するのではないかと考えられます。

●役割ストレス（ストレッサ）

自分のペースと方法で仕事を進めていける職場は、創造的な仕事にとって最良の環境であり、働きがいも生まれます。しかし、ときとして、職場の管理体制の不備から、職務に関わるあらゆる事項が、現場のスタッフに「まる投げ」されている場合もあります。適切な管理が存在しない「自由」は、無秩序で非生産的な環境をつくり出してしまうことがあります。

パインズとマスラック（一九八〇）は、大学に付属する託児所の職場改革に関わって、職場環境の改善に成功したフィールド・スタディの過程を報告しています。この託児所では、9時から5時までといった勤務時間については定められていますが、それ以外、仕事のやり方など、すべてスタッフの自由裁量に委ねられていました。いつどの部屋で誰の世話をするかも自由ですし、子供の世話以外の職務分担に関しても明文化されていませんでした。子供たちは、決まった部屋があてがわれているわけではなく、自由に部屋を移動でき、どこで何をして遊ぼうがおかまいなしでした。この託児所は、一見すると、スタッフや子供たちは何ものにも拘束されず、自由にあふれた環境のように思えます。しかし、この託児所のスタッフの多くは、予想に反して高い消耗感を感じていました。

パインズとマスラックは、この託児所の無秩序な体制が、結果として、スタッフの過重負担につながっていると考え、個々のスタッフへの仕事の割り当てを明確にし、その責任の範囲を定める厳格な規則を導入しました。各スタッフが担当する子供と主に保育する部屋を決め、そして、以前は子供たちが勝手に持ち出してばらばらになっていたおもちゃや絵本も、必ずもとあった部屋に片づけるように周知徹底しました。このような職場改革の成否を評価するため、改革後におこなわれたスタッフの意識調査では、厳格な規則を導入することが、スタッフの消耗感を低減し、職務満足を高めることにつながったことが確かめられました。

この研究では、適切な管理のもとの自由と無秩序な自由が似て非なるものであることの実例が示されています。ここで問題となっているのは、ストレス研究の分野で、「役割のあいまいさ」として取り上げられてきた要因です。

職場のなかで何をすべきかあるいはすべきでないか、人は、フォーマル、インフォーマルな規範にそって自らに期待される役割を遂行していきます。社会、組織、上司、部下、同僚、あるいは家族の期待を取り入れることによって、その人の役割が形成されることになります。役割があいまいな状況とは、自分の仕事の目的が明確でなかったり、自分の責任のおよぶ範囲がわからなかったりなど、自分には何をどこまでやることが期待されているのかがはっきりとしない状況を指します。

先のパインズとマスラックの報告にあるように、個々のスタッフの自律性を制限する規則を導入することが、ときとして必要な場合もあります。個々のスタッフの責任のおよぶ範囲を明確にすることで、特定の個人に仕事が集中するのを防ぐことができますし、目標をある程度限定することで、達成感を感じやすくすることができるでしょう。一見、しばりのない自由な職場環境も、裏を返せば、知らないうちに、従業員に無定量、無際限のサービス提供を強要する職場環境になっているかもしれません。何をすべきか、あるいは何が求められているかがわからない、結論のみえない職場環境は、無闇に働き、いたずらに消耗を重ねるだけで、バーンアウトの頻発を招くことにもなりかねません。

役割のあいまいさとともにストレス研究の分野で取り上げられることの多い要因に、「役割葛藤」があります。二つ以上の両立しえない期待を役割として取り入れなければならないとき、人は相反する役割の間で深く悩むことになります。俗に「板ばさみ」と呼ばれる状態です。マスコミなどで「中間管理職の悲哀」という言葉がよく用いられますが、中間管理職という立場は、上司からの期待と部下からの期待を同時に役割として取り入れなければならず、両者が葛藤するような場合、強いストレス状態を経験することになります。

役割葛藤と役割のあいまいさはあわせて議論されることも多く、このような場合、両者は役割ストレス（ストレッサ）と総称されます。役割ストレスについては、カーン、ウルフエ、クイン、スノークとローゼンタール（一九六四）の議論以来、ストレス研究の分野では数多くの知見が蓄積されてきています。そのため、バーンアウト研究の当初から、役割ストレスとバーンアウトとの関連を検討した研究は数多くありました（バカラック、バンバーガーとコンリー、一九九一、ジャクソン、シュワッブとシューラー、一九八六、ジャクソン、ターナーとブリーフ、一九八七など）。

たとえば、シュワッブとイヴァニッキ（一九八二）は、教員を対象に、役割ストレスとバーンアウトとの関連を調査しています。その結果、役割葛藤と、情緒的消耗感、脱人格化との間に密接な関連が認められましたが、役割のあいまいさは、個人的達成感との間に密接な関連があることが確かめられました。役割葛藤と役割のあいまいさは、それぞれバーンアウトの異なる側面と関連している可能性が、この結果から示唆されます。

ペイロ、ゴンザレスロマ、トルデーラとマナス（二〇〇一）では、役割ストレスとバーンアウトの関連について興味深い結果を報告しています。彼らはヘルスケア業務に従事する医師や看護師などを対象に、1年の間隔をおいて二度の調査をおこないました。役割ストレスとバーンアウトとの関連については、先のシュワッブとイヴァニッキ同様、バーンアウトの三つの側面で結果が異なりました。役割葛藤は情緒的消耗感、脱人格化と関連し、役割のあいまいさは情緒的消耗感、個人的達成感の低下と関連していました。

さらに、彼らの報告の興味深い点は、役割ストレスとバーンアウトとの結びつき方に時間的なずれがあることを見いだした点です。役割葛藤の値は、同じ時点での情緒的消耗感の値と密接に関連していましたが、脱人格化については、最初の時点での役割葛藤の値は、同じ時点の脱人格化の値ではなく、1年後の再調査の時点での脱人格化の値と密接に関連していました。この結果は、役割葛藤が即座に脱人格化を引き起こすのではなく、役割葛藤にともなう消耗感を経て脱人格化にいたるという過程を示唆するものです。

役割ストレスは、ストレス研究全般で、頻繁に取り上げられてきた要因ですが、バーンアウト研究の主たるフィールドであるヒューマン・サービス組織では、特に問題とされなければならないストレス因です。ヒューマン・サービスという職務には、モノではなくヒトを相手にするだけに、役割のあいまいさという問題が本質的につきまといます。たとえば、何かを製造する場合、作業の手続きや目的は明示されているのが普通です。また、その成果は、製品の数量や質を客観的に評価することで、確認することもできるでしょう。それに対して、ヒューマン・サービスの場合、よいサービスと悪いサービスを一義的に評価するのは困難です。また、仮に、同じサービスを提供していたとしても、その成果はクライエントにより相違することも少なくありません。いわば、ケースバイケースの柔軟な対応が求められ、どのような手続き、態度で、相手に接すればよいかという一般的な指針を設定しにくい環境にあります。

さらに、ヒューマン・サービスの現場には、クライエントからの要求に誠実に対応しなければならないという倫理観が強く存在しています。そして、相手からの絶え間ない要求に応えていくことが、彼らの担っている他の役割と激しく葛藤することも少なくありません。たとえば、患者と医師との間にはさまれて経験する役割葛藤は、看護師にとっての最大のストレス源の一つです。また、教員には、生徒の理解者・支援者としての役割と生徒を教育する者、統制する者としての役割が期待されています。しかし、この二つの役割が、時として激しい葛藤を引き起こすことは、想像に難くありません。

繰り返しになりますが、役割のあいまいさ、役割葛藤とも、ヒューマン・サービス組織に特徴的なストレス因です。そして、役割葛藤と役割のあいまいさは、バーンアウトの異なる側面と関連している可能性が示されています。これらの見解を総合すれば、バーンアウトがヒューマン・サービス職の現場に特徴的なストレス反応であることの理由の一端をうかがい知ることができます。

つまり、ヒューマン・サービス従事者は、その職務特性ゆえに、役割ストレスを、日々経験せざるをえない環境におかれていることになります。役割葛藤を経験することが情緒的消耗感を引き起こし、脱人格化傾向を助長する、それに加えて、個々の役割をあいまいにしてしまう管理体制が個人的達成感の低下を引き起こす。この仮定が正しいとすれば、役割葛藤と役割のあいまいさ、この二つの要因がそろった職場では、バーンアウトのリスクが高まると推測できます。

●人間関係

職場での人間関係は、ときとして安心感やさらなる動機づけを与えてくれますが、他方、強力なストレッサとして機能することもあります。特に、ヒューマン・サービス従事者は、職務としても、クライエントとの関係を良好に保つことが求められていると同時に、同僚や上司など職場の人間関係も円滑にこなしていかなければなりません。職務に占める人間関係の割合が高く、人間関係をたくみに調整する能力が必要とされます。逆に、クライエント、さらには上司や同僚との人間関係が円滑に進まなかった場合、ラッチマンとディアマント(一九八七)の表現を借りれば、人間関係において「二重の責め苦を背負う」可能性があります。

ライターとマスラック(一九八八)は、上司や同僚との人間関係とバーンアウトとの関連を調べました。その結果、同僚との関係が良好なものほど、個人的達成感を得やすく、脱人格化を起こしにくいこと、ならびに、上司や同僚との関係がうまくいっていないものほど、情緒的消耗感を経験しやすいことを報告しています。また、ヘア、プラットとアンドリュース(一九八八)やベルカストロ、ゴールドとグラント(一九八二)などは、看護師や教員について、同僚などとの人間関係がよくないとバーンアウトに陥りやすいという結果を報告しています。

人間関係に悩む人が多いことは、いまさら強調するまでもないでしょう。厚生労働省が主体となって実施した「労働者健康状況調査」(平成一四年度)においても、「仕事に関する強い不安、悩み、ストレスの内容」に対する回答で、「仕事量」や「仕事の質」、あるいは、「雇用の安定」などの選択肢のなかで、最も訴えの高かった項目は「職場の人間関係」でした。また、平成九年度実施の同名の調査でも、やはり、最も訴えの高かった項目は「職場の人間関係」でした。ヒューマン・サービスに限らず、どのような職種であっても、人間関係が主たるストレス因の一つであることに間違いはないようです。

では、職場内での人間関係は、多くの人にとって煩わしいだけのものなのかと言えば、これは極論にすぎるでしょう。先に述べたように、人間関係は強力なストレッサになると同時に、ストレスを低減する要因として機能することもあります。ソーシャル・サポート(**social support**)という考え方です。ハウス(一九八一)によれば、ソーシャル・サポートとは、物理的な、たとえば、金銭などの援助だけではなく、効率的な方法や有益な情報を教えてくれるとか、仕事の成果を評価してくれるとか、失敗したら慰めてくれるなど、あらゆる支援行動を包括した概念です。ソーシャル・サポートとバーンアウトとの関連については、数多くの報告があります(ベックとガーギウロ、一九八三、バーク、シーラーとデッズカ、一九八四、カークとウォルター、一九八一、ペイン、一九八一、デービスとバレット、一九八一など)。

たとえば、ワデ、クーリーとサヴィッキ(一九八六)は、バーンアウトを発症した四六人のサンプルについて追跡調査をおこないました。追跡した四六人中、一五人はバーンアウト発症後しばらくして回復、復職しましたが、一八人は鬱《うつ》病など、より深刻な事態にいたってしまいました。そこで、回復した人たちと深刻な事態にいたった人たちを比較し、何がこのような違いを生んだのかを検討しました。その結果、深刻な事態にいたった人たちは、ソーシャル・サポートを受ける機会がきわめて少なかったことがわかりました。

また、ヒューマン・サービス従事者にとっては、上司や同僚といった職場内のサポートだけではなく、クライエントからのサポートもバーンアウトの抑制には効果のあることがわかっています。たとえば、ラッセル、アルトマイヤーとベルツェン（一九八七）は、教員を対象に、同僚や友人からのサポートだけではなく、生徒などから敬意を受けることがバーンアウトを抑制する重要な要因であるという結果を報告しています。また、ザベルとザベル（一九八二）は、障害児学級の教員を対象とした調査から、生徒の両親も主要なサポート源になりうるとする結果を報告しています。

田尾（一九八七）は、福祉や教育関係に従事している人たちを対象に、仕事のこと、仕事以外のことについて、上司、同僚、職場外の友人、そして、配偶者が相談相手になってくれているかどうかをたずねました。その結果、相談する内容が仕事のこと、仕事以外のことに関わらず、配偶者が相談相手になってくれていると回答した人たちのバーンアウト得点が、相談相手になってくれないと回答した人たちに比べて低いことが確かめられました。

田尾は、ヒューマン・サービスという職務の特異性という観点から、この結果を解釈しています。ヒューマン・サービス従事者のなかには、人の悩みを聞き、その解決策を探るという職務の性質上、自分自身が悩みを抱えているということが職務に対する適性のなさを示すとして、それを上司や同僚に開示することに心理的抵抗を感じる人が少なくありません。上司や同僚への不用意な開示は、職場での自分の評価や立場を悪くするかもしれません。田尾は、サポートの相手を、職場から離れて、配偶者や家族にもとめる背景には、このような事情があるのではないかと述べています。田尾以外にも多くの研究者が、ソーシャル・サポート源としての家族の重要性を指摘しています（ウルピン、バークとグリーングラス、一九九一、バカラック、バンバーガーとコンリー、一九九一、ライター、一九九〇など）。

また、エクボーグ、グリフィスとフォクスオール（一九八六）は、在宅介護者を対象としたバーンアウトを取り上げています。彼らの報告から、在宅介護者の孤立した環境が浮かび上がってきます。従来、バーンアウトは、ヒューマン・サービス従事者を主な対象として議論されてきました。ソーシャル・サポート源としては、とりあえず彼らには職場内、職場外両方のサポートが期待できます。しかし、在宅で介護する場合、介護者はいったい誰からのサポートを期待できるのでしょうか。ヴァンデンヒューベル、デュウィッテ、シュール、サンデルマンとメイブームデジョング（二〇〇一）も同様な視点から、行政機関などの主導による、在宅介護者の状況に応じたきめ細かなサポートプログラムの必要性を主張しています。在宅介護者のサポートの問題は、在宅介護に頼らざるをえないわが国の現状を考慮すれば、今後いっそう注目されるべきでしょう。

人間関係とバーンアウトとの関連について、ストレッサとソーシャル・サポートという二つの観点からまとめてみました。ソーシャル・サポートについて言えば、ストレスを低減するための方策という意味で、次章の「対処行動」の文脈で取り上げるべきなのかもしれません。ただ、あえてこの章で取り上げたのは、人間関係に起因するストレスの二つの側面を論じておく必要があると考えたからです。

意見の相違や価値観の違いなど、対人関係で生じる葛藤が引き起こすストレスが、多大な消耗感をもたらすことは言うまでもありません。ただ、このような「積極的な」意味での人間関係ストレスとともに、何もないことによるストレス、つまり、コミュニケーションがないことによる孤立感がもたらすストレスも過小評価することはできません。むしろ、人間関係が希薄化し、個人がますます孤立を深めている現代社会においては、このような

「消極的な」意味での人間関係ストレスの占める割合が多くなってきているのかもしれません。ソーシャル・サポートは、どのような人的ネットワークを持っているかの指標でもあります。

人的ネットワークの量ならびに質は、個人に帰せられる部分も少なくありませんが、職種によっても変わってきます。本書の主たる議論の対象であるヒューマン・サービス職の場合、その組織の形態と職務の性格上、個人が孤立しやすい、ソーシャル・サポートを受けにくい環境にあるのではないかと考えられます。田尾（一九九五）は、組織内の各職種の関係のあり方に、ヒューマン・サービス組織の特徴があると指摘しています。

ヒューマン・サービス組織は、概して、さまざまな職種からなる複合体の様相を呈しています。組織がさまざまな職種から構成されていることは特に珍しいことではありませんが（企業組織も営業職、技術職、経理職などさまざまな職能集団から構成されています）、ヒューマン・サービス組織の特殊性は、それぞれの職種が独立した専門家集団として機能している点にあります。つまり、組織の構成上、それぞれの職種が相互に依存しあいながら、一定レベルの独自性を維持していく、緩やかな結びつきを持った組織となっています。

「緩やかな」組織とは、官僚制組織と呼ばれる各部門を厳格な規則で結びつけた組織とは、一線を画する組織形態です。このような「厳格な」組織のメリットは、言うまでもなく、上位下達のヒエラルキーが持つ命令系統の正確さと合理性にあります。ヒエラルキーのトップの意志は、末端にまで正確に伝えられ、個人の裁量権というあいまいさは極力排除されます。組織を取りまく環境が安定している場合、最も合理的な組織の形態だと言えるでしょう。

逆に、絶えず変化する、予測しがたい環境に対処しなければならない場合、官僚制組織はやっかいで融通のきかない弱点をさらけだします。現場レベルで、当初組織が想定していなかったような事態（例外事態）が生じたとき、それに逐次対処していたのでは、ヒエラルキーを（下から上へあるいは上から下へ）流れる情報量が増大し、組織の命令系統がパンクしてしまいます。それゆえ、例外事態には対処しないことが、官僚制組織が機能するための前提条件の一つとなります。これに対して、各部門が緩やかに結びついた組織の強みは、クライエントからのさまざまなニーズに対して、一定レベルの自律性を持った各部署が柔軟に対応できる点にあると言えるでしょう。

しかしながら、この結びつきは微妙なバランスを必要とします。このような組織では、各部門の利害関係が錯綜し、潜在的に対立や競合が存在します。この種の対立や競合が表面化することもありますが、これらが回避される場合、他の部門への不干渉が常態化することも少なくありません。相互に不干渉を決め込むことで、職種間の独立性を守ることはできますが、各職種は孤立し、各職種が相互に理解しあい連携していくことは難しくなります。

また、ヒューマン・サービス職は専門職ゆえに、個人の独立性が高く、個人のなかで仕事が完結する、あるいは完結させなければならない状況におかれています。各自が、自分の領分を守って、他の従事者の領分を侵すことなく、仕事が進められていきます。個々の専門性が尊重されているという意味では、望ましい環境かもしれません。しかし、裏を返せば、職務のなかで、協働作業の占める割合が低く、個々の従事者が孤立しやすい環境にあるとも言えます。何か問題が起こった場合、すぐに助けや代役を呼べるわけではなく、個人の責任で解決していかなければなりません。

ヒューマン・サービス職は、組織上、そして職務の性格上、ソーシャル・サポートを受けにくい職種だと言えるでしょう。この意味で、ヒューマン・サービスの職場では、組織的に、職種間の不干渉の慣行を改め、相互にコミュニケーションをとる機会を設けるとともに、個人レベルにおいても、各自が、相互に支えあうネットワークを意識的に作り上げていく必要があるでしょう。

ネットワークの構築は、個人の力量に依存する部分が少なくありませんが、組織も、それを支援する環境づくりに努力する必要があります。オドリスコールとシューベルト（一九八八）は、ニュージーランドの多目的社会サービス機関で働いている職員を対象に組織風土に関する調査をおこないました。その結果、支持や相互信頼を生む風土がバーンアウトの抑制に効果のあることを報告しています。ソーシャル・サポートを考える場合、個人的なつながりだけに着目するだけではなく、他のメンバーに対するソーシャル・サポートを引き出す組織的な要因にも目を向ける必要があります。

本章では、バーンアウトのリスク要因について議論を展開してきました。リスク要因は、大きく分けて、個人要因と環境要因に分類できます。したがって、個人が経験するストレスの程度は両者の兼ね合いにより決まりますが、原因としてのリスク要因と、結果としてのストレス反応を結ぶ因果の道筋の途中に、もう一つ変数を考えることができます。対処行動と呼ばれている変数です。次章では、この対処行動について議論を進めていきます。

6●対処行動

●ストレス低減のための方策

対処行動（コーピング　coping）という言葉は、個人ないしは組織が、ストレスを低減するためにとりうる方策全般を指す、たいへん広範な概念です。対処行動について、概してストレスを認知し、評価した後の過程であるとする考え方もありますが、広義にとらえれば、ストレスをストレスとして評価するかどうかも対処行動に含まれると考えることもできます。たとえば、ある人が、仕事のうえで重い責任を背負わされたとき、それを負担とは考えずにマイペースで処理していくような場合を考えてみてください。この行動は、前章で述べた個人要因の範疇でとらえる（たとえば、楽天的指向性など）こともできますが、その人自身が経験の中で身につけた処世術の一つだとすれば、対処行動と考えることもできます。

●対処行動の類型化

対処行動のなかには、ストレスをストレスとして認知する行動、状況を打開するための問題解決行動などはもとより、ストレス解消のための行動、たとえば、「スポーツをする」とか「飲みに行く」などもすべて含まれます。冒頭に述べたように、たいへん広範な概念です。広範囲にわたりすぎて、これらの行動をひとまとめにして論じようとしても、焦点が広がりすぎて、議論がまとまりません。こういった場合は、まず、これらの行動を、性質の似通ったものに分け、それぞれのまとまりに、適切なラベルをつけて、まとまりごとに論じていく必要があります。もってまわった言い方になりましたが、つまり、対処行動を類型化するという作業です。

数多くの研究者が、対処行動の類型化を試みています。これらの研究の基本的枠組みとなっているのは、対処行動を「問題焦点型（problem-focused）対処行動」と「情緒焦点型（emotion-focused）対処行動」の二つに分類したラザルスとフォルクマン（一九八四）の考え方です。問題焦点型対処行動とは、ストレスを感じている源、つまり、ストレスの原因としてのストレッサそのものを取り除こうとする行動です。何が問題となっているのかを分析し、問題解決のための方法を見つけ出し、必要であればそのための知識や技能を習得し、そして実行する、問題を直視する対処方法です。情緒焦点型対処行動とは、ストレス状態、特にストレスにともなって喚起された不快な感情を解消することを目的とした行動です。たとえば、ストレッサについて、なるべく考えないようにするとか、趣味で気を紛らわすなど、直接問題の解決に結びつく行動ではありませんが、ストレスにともなう苦痛を軽減することに重きをおいた方法です。

問題焦点型対処行動と情緒焦点型対処行動のどちらを選択するかは、当事者が、状況を自分の力で改善できると感じているのかいないのか、個人のコントロール感の程度と関係しています。フォルクマン（一九八四）は、45歳から64歳までの一〇〇人の男女が日常生活のさまざまな出来事にどのように対処しているかの調査をおこない、状況に対するコントロール感と対処行動の選択との間には密接な関連があったことを報告しています。つまり、ストレッサとなっている状況が改善できそうであると判断したときは、問題焦点型の対処行動を採用して、問題に前向きに対処しようとしますが、逆に改善の見込みがないと判断したときには、対処行動の目的は情緒の調整が中心となり、問題を回避する姿勢をとらざるをえなくなります。

この説明から、問題焦点型対処行動と情動焦点型対処行動は、相互に背反的な選択肢のような印象を受ける方も多いかと思いますが、実際は、むしろ、両者を組み合わせて、ストレスに対処することのほうが一般的なやり方だと言えるでしょう。問題焦点型対処行動によりストレッサを取り除くためには、まず情緒焦点型対処行動によって感情を調節し、「冷静な」態度でことにあたる必要があります。

数ある対処行動の分類は、ラザルスとフォルクマンの分類に何かを付け加えたり、あるいは、さらに細かく下位カテゴリーを設けたりしているものがほとんどです。たとえば、ビリングスとムース（一九八四）は、問題焦点型、情緒焦点型に、評価焦点型（appraisal-focused）を加え、さらに、問題焦点型と情緒焦点型それぞれを二つの下位カテゴリーに分類しています。彼らの分類カテゴリーとその具体例を表5に示しました。

問題焦点型の対処行動は、まず、情報探索をすることから始まります。そのうえで、どのような行動が問題解決につながるのか、最良（と判断された）行動が実行に移されます。この場合、問題はいつも環境の側にあるとは限りません。自分自身が問題の原因となっていることも少なくありません。たとえば、自分の未熟さや努力不足が招いた事態であるとすれば、即効性のある対処は、さしあたり期待できません。この場合、事態を静観することも積極的な選択肢になりえます。時間をかけて、必要とされる知識や技能を学ぶことで、長い目で見れば、事態を改善することも可能でしょう。

情緒焦点型の対処行動とは、ストレッサを直接取り除くことが困難である場合、ストレ

表5　対処行動の分類（ビリングスとムース（1984）の表1（p.882）をもとに筆者が作成）

分類ラベル	具体例
問題焦点型対処行動	
情報探索（Information seeking）	事態についてのさらなる情報を求めようとする。 問題について配偶者や家族と話す。 問題について友人と話す。 問題について専門家と話す。 指導や力添えを頼む。 気持ちを他者に打ち明ける。 同じ経験を持つ人やグループに助けを求める。
問題解決（Problem solving）	プランを立て実行する。 一歩一歩前に進む。 性急な行動あるいは直感に頼った行動は避ける。 何をすべきかを知り，その実現に向けて努力を続ける。 事態を改善するための取引や妥協に応じる。
情緒焦点型対処行動	
情緒の調整（Affective regulation）	事態のよいところを見るようにする。 問題を忘れるために他のことに没頭する。 気分が楽になるように自分自身に言い聞かせる。 問題についてしばらく考えない。 次の時には，事態は変わっていると心に決める。 緊張を和らげるために運動をする。
気分の発散（Emotional discharge）	何とかして気持ちを発散させる。 怒りや沈んだ気持ちを他人にぶちまける。 飲酒で緊張を和らげる。 食べて緊張を和らげる。 煙草で緊張を和らげる。 薬物で緊張を和らげる。
評価焦点型対処行動	
問題分析（Logical analysis）	問題を処理するための別の方法を考える。 過去の経験に照らしてみる。 一歩下がって事態を客観的に見るようにする。 事態を入念に検討して理解しようとする。

ス経験にともなう苦痛を和らげることを目的とする行動です。ストレッサのことをなるべく考えないようにしたり、たいしたことではないと問題を過小評価したり、あれこれ思い悩んでもしかたがないと達観したり、意識的に感情を調整することで苦痛をおさえることができます。また、机まわりの掃除をしてみたり、歴史小説に没頭してみたり、温泉に出かけてみたりなど、直接ストレッサと関係のない活動に没頭することで、気を紛らわすこともできるでしょう。さらに、少し荒っぽい方法ですが、やけ食い、やけ酒、さらに同席した友人に不平不満をぶちまけるというのも、気分を発散するうえで、ときとして効果があります。

ビリングスとムースが評価焦点型と名づけたカテゴリーは、問題解決の認知的側面を強調したものです。問題解決にあたっては、問題の構造をさまざまな角度から分析し、解きほぐしていく認知的技能が必要とされます。この技能は、トレーニングと経験により習得可能なものです。業務を知り、同僚、上司の考え方を知り、組織のルールを知り、そして、自分を知ることにより、複雑な状況を複数の選択肢に還元していくことが可能となります。ビリングスとムースが、ラザルスとフォルクマンの分類に、あえて評価焦点型を付け加えたのも、対処行動を体系的に習得することの重要性を強調したかったからでしょう。

●突き放した関心（detached concern）

次に、ヒューマン・サービス従事者の場合について考えてみます。前節の対処行動一般の議論を受けて、ヒューマン・サービスという限定的な文脈のなかで、より具体的な対処行動のあり方について議論を進めていきます。

ラルソン、ギルバートとパウエル（一九七八）は、人と接することを職務とするヒューマン・サービス従事者には、クライエントとの関係において、まずは相手への共感者になることが期待されていると述べています。相手と同じ立場、同じ見方に立って、物事を考え、判断することが望まれているわけです。

悩みや疾病、障害を抱える人たちと同じ立場に身をおくこと、価値観を共有することは、多大な努力、それも情緒的な努力をともなうものです。特に、慢性疾患の患者さんや深い悩みを抱えた人を担当した場合、その努力は並大抵のものではありません。このような状況に献身的にのめりこんでいくことは、過度のストレスを経験することにつながり、ストレス性疾患やバーンアウトのリスクを高めていきます。つまり、ヒューマン・サービス従事者に共感を求める、まわりからの期待が、彼らをバーンアウトに追い込んでしまうことにつながるのです。

この点について、レムカウ、ラファティ、パーディとラディシル（一九八七）は、ヒューマン・サービス従事者は、一方で、心理社会的に感受性が高く、他方で、技術的に卓越していなければならないと述べています。また、ラポポート（一九六〇）は、知的に、かつ情緒的にクライエントと接することが重要であると述べています。彼らが言わんとしていることは、ヒューマン・サービス従事者の資質として、クライエントに対して温かく、共感性を持って接することができるだけではなく、同時に、冷静で客観的な態度を堅持できる能力が必要であるということです。リーフとフォックス（一九六三）は、このような態度を「突き放した関心（detached concern）」と呼んでいます。

「突き放した関心」の姿勢は、クライエントに共感しすぎたために、冷静な判断ができなくなったり、クライエントと同じ「荷物」を背負ってしまったりして、心身ともに消耗してしまうことからの「防衛線」の役割を果たします。自らの身を守るために、ヒューマン・サービス従事者が取得しなければならないきわめて重要な技能であると言えるでしょう。クライエントに共感しながら一定の距離をとる、一見正反対に思える二つの姿勢を個人のなかで矛盾なく両立させるという高度な技能が、ヒューマン・サービス従事者として高いレベルの仕事を維持しながら、心身的な消耗感を回避する、最も効果的な対処法だと考えられています。

しかし、このつかず離れずの態度は、容易に習得できるものではありません。方法論として知っていることはもちろん大切ですが、現場での経験の質と量が決定的に重要となります。逆に言えば、この態度を習得する前に、クライエントとの「濃密な」関係により、心身ともに消耗しきってしまう恐れもあります。この意味では、まずは、リアリティ・ショックを経験しながらも、自分の能力にみあった理想と現実の妥協点を模索することも、特にキャリア初期の段階では必要でしょう。現状を直視し、そのなかで、自分がどのように考え行動すればよいかを考えてみる。自分ひとりで対処しきれないときには、職場の上司や先輩から助言を求める。この過程のなかで、自分の限界を知り、何ができて、何ができないのか、「不要な」努力を削りながら、サービスの質を維持することが、現実的な対処法として有効です。

●組織による対策

対処行動に関する研究は、個人的な方策に議論の焦点が向く傾向にあります。その理由の一端として、個人への質問紙調査から得られたデータをもとに議論を進めている研究が多いことがあげられます。研究者が、特に項目を定めない、インタビュー調査や自由記述を主とした質問紙調査であっても、個人を対象にした調査である限り、ストレスに対する個人的な方策以上の回答を得ることは、きわめてまれです。比較的大きなサンプルを用いた調査であっても、個人のノウハウの集積に終わってしまうことも少なくありません。

個人的ノウハウを多くの人が共有し、個々の対処行動のあり方を見直すきっかけとするということ自体は、とても大切なことです。「コロンブスの卵」ではないですが、他人のちょっとした工夫や問題のとらえ方を知ることで、今まで袋小路に陥っていた問題の解決策を発見することもあるでしょう。しかし、ストレスに対処する知識や技能を身につけるためには、個人的な学習や経験の蓄積だけでは限界があります。

米国国立職業安全保健研究所（ＮＩＯＳＨ）は、従来の個人的方策に重きをおいたストレス対策を批判して、個人的対処行動の大部分が一時的な効果しかなく、個人的対処行動にのみ焦点をあてたストレス対策ないしは職場教育が、その職場の本質的なストレス因を見失わせてしまうことにつながりかねないことを警告しています（ＮＩＯＳＨ、一九九九）。この意味で、バーンアウトへの対処方略を考える場合、組織として制度化するなど、ヒューマン・サービスの組織改革を視野に入れた議論が必要となってきます。

●ヒューマン・サービス組織の教育研修制度

マスラック（一九七六）など多くの研究者が、ヒューマン・サービスの教育研修制度が、専門家教育に重点をおきすぎてきたことを指摘しています。看護師や教員など、ヒューマン・サービスの専門家養成のための教育は、提供するサービスに関わる知識や技能の修得に、もっぱら時間を割いてきました。もちろん、専門家が専門的な知識や技能を修得しなければならないことは言うまでもありません。しかし、彼らが組織の一員として活動していくためには、広い意味での社会的技能が必要となるでしょう。とりわけ、部下を管理し、部署を運営していかなければならない立場に立ったとき、上司、管理者としての教育研修制度を設けておくことは、最低限必要なことでしょう。「名選手」は、必ずしも「名監督」とは限りません。

さらに、この教育研修制度が個人のキャリア開発とリンクされている場合、いっそう有効に機能するでしょう。一般に、専門職は、一般の職種に比べて、キャリアの段階が非常に少ないという特徴があります。入職当初から、専門職として高い処遇を受けますが、キャリアを進めていくなかで、基本的には、仕事の中身はそう大きく変化するものではありません。実際、教員にしても看護師にしても、基本的には同じ業務の繰り返しのなかで、高いレベルのサービスが提供できるよう日々成長していくことが期待されています。

しかし、このシステムがマンネリ化につながることも否定できません。このシステムのなかで、着実に成長を続けていける人は、意識的に目標を設定し、それに向けて努力を継続していける人です。あえて言えば、長年にわたり、このような高いレベルの動機づけを維持していける人は、それほど多くないかもしれません。自分が今何をしなければならないのか、職務上の目的意識を失ってしまう人も少なくはないでしょう。この意味で、ヒューマン・サービス職においても、昇進も含めて、仕事のうえでの異なった役割を与えていくキャリア発達プログラムの整備が必要だと考えられます。このようなプログラムにより、キャリアの段階に応じた役割が明確となるだけではなく、自分の成長そのものを確認することができます。

バーンアウトとの関連で言えば、同じ役割に張りつけられる期間が長いほど、そして、その人が、生徒なり患者なりに共感的で、彼らとの関係にのめりこんでいく傾向が強いほど、バーンアウトのリスクも高まります。このような人たちは、たとえ、現時点で、質の高いサービスを提供できていたとしても、身体的、心理的に消耗しきっている場合も珍しくありません。時期を見て、異なる役割を付与してあげることは、たとえそれが一時的なものであったにしろ、別の角度から現場を見るよい機会となるでしょう。バーンアウトないしはストレス性疾患のリスクを軽減することにつながり、これからのキャリアにもプラスとなるに違いありません。

また、対処行動という本章のテーマからは少し離れますが、ヒューマン・サービスを含めた専門職養成カリキュラムのあり方について、もう一つ議論をしておきたいことがあります。それは、専門職養成のための画一化されたカリキュラムの問題です。専門職の養成にあたっては、行政などからの指導のもと、資格要件を満たすための画一化されたカリキュラムが準備されています。このような定型的なカリキュラムで養成された人たちは、当然のことながら、同じ思考様式や価値観を身につける傾向にあります。これは、ストレスとは違った意味での問題を含んでいます。つまり、このような同種の人々が集まる医療や教育の現場では、いったい何が起こるのでしょうか。いわゆる世間一般とは隔絶した社会が形成されていくのではないでしょうか。

昨今マスコミで取り上げられることが多くなった「医療事故」の問題などは、表面的には個人の不注意やミスが最終的な引き金になることが多いわけですが、その原因を突きつめていくと、常識では考えられないような組織運営のあり方が浮かび上がってきます。医師から薬局への与薬の伝達が、判読が困難な走り書きのメモでおこなわれていた事例、数十人にのぼる病棟の患者の薬の仕分けが、ナースステーションの狭いコーヒーテーブルの上でおこなわれていた事例など、一般常識からすると考えられないような事例が明らかになっています。

ただ、これは当事者たちが、必ずしも「命」の大切さをおろそかにしていたからというわけではないようです。彼らにとっては、先輩あるいは上司から申し送られてきた「当たり前」のルーティンワークの手順であったわけです。問題は、そのような手順を誰もおかしいとは思わなかった点にあります。同様のことが、教育現場などでも起こっています。このような意味でも、現在の画一的な専門家養成教育のあり方には、大いに問題があると言えるでしょう。

●組織主導の教育プログラム

チェルニス（一九九三）は、バーンアウトと自己効力感との関係に着目し、自己効力感を高めるためのプログラムがバーンアウトの抑止に効果的であると述べています。チェルニスは、達成感が自己効力感を高めるという基本的な仮定から、ヒューマン・サービス従事者の達成感に関わる基準を、現実的で、達成可能なものに設定することが、個々の自己効力感を高めることになり、結果としてバーンアウトの抑止につながると主張しています。

自己効力感とは、「生活に影響するさまざまな事象を統制（コントロール）できるという信念」（バンデューラ、一九八九、一一七五頁）と定義されています。従来から、自己効力感とストレス耐性との関連が論じられてきました。バンデューラ自身も、その著書のなかで、自己効力感がストレスにともなう生理的な過程に影響を及ぼすという見解を述べています（バンデューラ、一九九五、二一七頁）。具体的な言い方をすれば、ストレッサの多い環境においても、高い自己効力感を感じている人は、それに対処するための意欲と能力を持っており、結果として、ストレスによる身体的、精神的な疾患のリスクを低減できるということになります。

第5章でも述べましたが、ヒューマン・サービスという職務には、モノではなくヒトを相手にするだけに、役割のあいまいさという問題が本質的につきまといます。何をどこまでやればよいのか、個々の作業の手続きや目的が明示されていることのほうが、むしろ少ない職務です。仕事の成果も、客観的に判断することが難しく、また、クライエントや従事者個人によっても、評価基準が相違することも少なくありません。この意味で、達成感が得られにくい職務であると言えるでしょう。さらに、献身的な従事者であるほど、高い理想を掲げるゆえに、成果とのギャップに悩み、この傾向に拍車をかけることになります。

そこで、チェルニスは、今まで、従事者個人に委ねられていた達成基準の設定を、組織として明確化するためのプログラムの必要性を論じています。このようなプログラムの例として、ジョブ・シャドウイング（job shadowing）、キャリア・カウンセリング（career counseling）、イデオロギカル・コミュニティ（ideological communities）の三つの施策が紹介されています。

ジョブ・シャドウイングとは、新任、あるいは新しい部署に配属されたときに、経験豊かな人と一定期間行動をともにして、知識や技能を学ぶとともに、現実的な達成基準をも習得させようとするプログラムです。キャリア・カウンセリングとは、従事者本人の適性や能力について評価し、具体的で達成可能な基準を設定する手助けをするプログラムです。三つめのイデオロギカル・コミュニティとは、強固な思想（イデオロギー）を組織全体で共有し、その思想と結びついたかたちで、具体的な達成基準、そのための効果的な手法、そして、それを達成できた従事者を賞賛するフィードバックをシステム化していく方策です。

特に、イデオロギカル・コミュニティについては、カトリックなどの宗教的な規範に貫かれた病院の看護師や、モンテッソリー（Montessori）などの教育理念が浸透している学校の教員のバーンアウト得点が著しく低かったという報告（チェルニスとクランツ、一九八三）を、その実例として取り上げています。堅固な思想にもとづいて職務設計がおこなわれている組織では、従事者の達成基準やそれにいたる手法が明確化され、自己効力感を得やすくなるというのが、イデオロギカル・コミュニティの特徴です。

自己効力感は、すでに、数多くの知見が蓄積されている研究分野です。これらの研究のなかには、直接バーンアウトとの関わりを論じているわけではありませんが、自己効力感を高めるための具体的なプログラムを示しているものもあります(たとえば、ハケット、一九九五、マーラット、ベアとクイグレイ、一九九五など)。もし、自己効力感を高めることが、バーンアウトへの耐性を高めることにつながるのであれば、これら既存のプログラムをバーンアウト抑止のためのプログラムとして適用することも可能でしょう。

●組織による介入

ヒューマン・サービス組織と言った場合、病院、福祉施設、学校などの組織を包含することになり、当然のことながら、これらを同一の組織としてひとまとまりに論じてしまうことは正しくありません。もちろん、ヒトがヒトにサービスを提供する場であるという点で共通する部分も多いわけですが、提供するサービスの種類によって、たとえば、看護なのか教育なのか、サービスを提供する主な対象によって、たとえば、児童なのか老人なのかによっても、組織の特徴は大きく変わってきます。組織的介入をおこなう場合、あらかじめいくつかの基本的な視点を持っておくことは重要ですが、それらがつねに「正解」であるわけではありません。

ＮＩＯＳＨ（一九九九）では、組織的対処行動には、標準的なアプローチも簡単な"how-to"マニュアルもなく、あくまでケースバイケースに対応していかなければならないと述べられています。組織の規模や構造、ストレス対策に使える予算や人員、各部署の協力の程度、そして何よりも、その組織の特性により、対処の方法は異なってきます。そこで、ＮＩＯＳＨのリーフレット（一九九九）では、基本的なストレス対策のガイドラインのみを示しています。表6に、そのガイドラインを示しました。

第一段階は、まず、管理者やスタッフの代表が集まって、意見交換の場を設けることから始まります。何が動機づけの低下につながっているのか、離職者が目立つのはどの部署かなどについて、確度の高い情報を共有することが目的です。規模の小さい組織であれば、この会合が、介入策を設計する場となるでしょうし、規模の大きい組織では、幅広く情報を集めるための質問紙調査設計の場として機能するはずです。また、調査設計やデータ分析、ストレッサの同定などについては、外部の機関や研究者からの助言を受けることも必要でしょう。

第二段階では、第一段階の結果を受けて、具体的な介入策の設計と実施がおこなわれま

表6　ストレス対策のガイドライン（NIOSH（1999）の記述をもとに筆者が作成）

第一段階【問題の同定】

①スタッフが集まって話し合いのできる場を設ける。
②スタッフを対象とした調査を設計する。
③スタッフが感じる職務状況，ストレス，心身の状態，充足感などについてのデータを集める。
④調査データ以外に，欠勤率や生産性など職務ストレスに関係するデータを集める。
⑤データを分析し，問題の所在とストレスを引き起こしている職務状況（ストレッサ）を同定する。

第二段階【介入の設計と実施】

①どのストレッサを改善するのか目標を明確にする。
②介入策を提案し、それぞれの優先順位をつける。
③介入を実施する前にスタッフにその目的と実施方法を説明する。
④介入を実施する。

第三段階【介入の評価】

①短期的、長期的評価を実施するためのタイムテーブルを設定する
②スタッフが感じる職務状況，ストレス，心身の状態，充足感などについてのデータを集める。
③調査データ以外に，職務状況などの客観的データを集める。
④第一段階に戻り再度の介入が必要かどうかを検討する。

す。問題の所在がある特定の部署や個人にある場合と、たとえば全社的な組織風土にある場合とでは、当然、介入の規模もその準備にかかる時間も違います。ただ、どのような介入をおこなうにしろ、事前に、「キックオフ・イベント」などを企画し、介入に関係するすべての管理者、スタッフに、介入の具体的方法や予想される結果などについて、十分な趣旨説明をおこなっておかなければなりません。

第三段階では、実施した介入策の効果を評価します。通常、第一段階で収集した同じデータ（スタッフを対象とした質問紙調査や欠勤率や生産性など）を、再度収集し、介入前後の比較をおこなうのが一般的です。指標によっては、短期的に変化のあらわれやすいもの（スタッフの意識など）、変化が認められるまである程度の期間が必要なもの（欠勤率、生産性など）があります。したがって、直後の調査による評価だけでは、介入効果の全体像を把握しにくいこと、また、介入の効果が一時的に認められても長続きしない場合も少なくないことなどの問題を含んでいます。介入の効果を見定めるために、継続的な評価が必要です。

さらに、第三段階をもって介入が終結するのではなく、評価のプロセスを通じて得られたデータをもとに、介入策の修正、追加など、組織としてストレスに取り組む姿勢を継続していくことが、何にもまして重要です。

繰り返しとなりますが、ストレスへの対処行動には、個人レベルのものと組織レベルのものがあります。学習や経験により個人的な対処方略を習得することは、ストレスから身を守るためにきわめて重要なことです。特に、ヒューマン・サービス従事者にとっては、前述したリーフとフォックスの言う「突き放した関心」の姿勢を身につけることが、質の高いサービスを長年にわたって提供し続けるために必要でしょう。

しかし、適切な対処行動を身につけることができるかどうかは、個人の能力や学習環境によるところも大きく、つねに成功するとは限りません。また、仮に対処行動によりストレスを軽減することができたとしても、個人の力で、ストレスを生み出している職場環境を改善することはできません。この意味で、個人レベルの対処行動は、一時的にストレスを軽減する効果はあっても、問題の本質的な解決にはつながりません。職場のストレス因を発見し、改善していくためには、組織レベルの対処行動が必要となります。それぞれの組織の特徴を把握したうえで、組織的介入のための段階を踏んでいくことが最も効果的な対処方略だと言えるでしょう。

●バーンアウトからの回復

この章では、ストレスを軽減し、バーンアウトを未然に防ぐための対処行動について論じてきました。ただ、つねに、対処行動によりバーンアウトを未然に防げるわけではありません。では、さまざまな努力にも関わらず、バーンアウトにいたってしまった場合どうすればよいのでしょうか。対処行動の章を終えるにあたって、バーンアウトによる深刻な事態から回復し、社会復帰するための過程について考えてみます。

今まで見てきたように、ストレスを軽減し、バーンアウトを抑止する対処行動についてはは数多くの知見がすでに蓄積されていますが、いったんバーンアウトに陥ってしまった人が、どのような過程を経て、職場復帰あるいは社会復帰するのかについて、実証的研究にもとづく議論は、ほとんどありません。ここでは、数少ない研究事例のなかから、バーンアウトによりひきおこされた深刻な事態から回復した事例を収集、整理したベルニャー（一九九八）の研究を取り上げます。

ベルニャーは、新聞紙上などを通じて、次の四つの条件を満たす研究協力者を募集しました。

①職務上のストレスあるいはバーンアウトが原因で、1カ月以上休職した経験がある。

②①に該当する問題を、ここ4年間のうちに克服した経験がある。
③専門職ないしは職業訓練を受けている。
④インタビュー調査に参加できる。

これらの条件を満たしたインタビュー参加者四六人のうち、バーンアウトによる深刻な事態を経験したサンプルを精選するために、症状の程度や種類による限定を加え、さらに、ヒューマン・サービス従事者に対象を絞り、最終的に二〇人のインタビューデータを分析の対象としています。この二〇人のインタビューデータをもとに、ベルニャーは、バーンアウトからの回復過程を六つの段階に整理しています。各段階の要約を表7に示しました。

第一段階は「問題を認める」段階です。この段階の焦点は、心身の不調や意欲の減退が、たんなる疲労からきているものではなく、心理的な要素が深く関わっていることを自覚することです。インタビューを受けた人の多くが、配偶者や友人から忠告を受けても、自分の心身に「異常」が起こっていることを、なかなか認めようとしなかったという経験を語っています。

第二段階は「仕事から距離をとる」段階です。この段階の重要な部分は、仕事との間に心理的な距離をとる、すなわち、仕事に関わるさまざまな思いを断ち切ることにあります。仕事を続けながら心理的な距離をとることは難しく、休職することで、職場との間に「物

表7　バーンアウトからの回復の過程（ベルニャー（1998）の記述をもとに筆者が作成）

第一段階【問題を認める】

疲労，身体の違和感，不眠，過緊張，不快感などの心身の異常が，一過性のものではなく，その原因として心理的要素が深く関わっていることを自覚します。

第二段階【仕事から距離をとる】

仕事との間に心理的な距離をとることが求められます。休職という「物理的な」距離をとることでこの段階に至る人が多いようです。

第三段階【健康を回復する】

最初の時期は，心身をリラックスさせることが重要です。休職前，緊張しきっていた心身を徐々に解きほぐしていきます。

次の時期は，身のまわりで楽しみを見つけていくことです。忘れかけた趣味などに時間を費やすようになります。

第四段階【価値観を問い直す】

この段階は，インタビューに応じてくれた人が例外なく言及していた時期です。今までの生活を振り返り，自分自身を再発見する時期です。

この段階の期間には個人差が見られますが，この時期を境にして，ひたすら仕事にのめりこんでいく姿勢を改め，個人の生活に重きをおいた価値観を獲得するという点は，おおむね全員に共通しています。

第五段階【働きの場を探す】

再び社会との接点を求めて，自分の新しい生活スタイルにあった職を探し始める時期です。

第六段階【断ち切り，変化する】

最終的な結果として，インタビューに応じてくれた20人中，19人はそれまでのキャリアを断ち切り，新しい職場での生活を選択しています。

理的な」距離をとり、ようやく、この段階を迎える人が多いようです。休職の期間には個人差がありますが、この調査のサンプルでは、最短で5週間、最長で50週間、平均が3カ月半でした。ただ、インタビューに応じてくれた人たちの何人かは、休職することへの罪の意識にさいなまれていたことを告白しています。

第三段階は、「健康を回復する」段階です。仕事から距離をとり心身ともにリラックスすることが、この段階の最初の過程です。しかしながら、仕事から距離をとり始める前には、感情の爆発などを経験することも多く、今まで張りつめていたものは、容易なことでは解けません。あせることなく、徐々に、気持ちの落ち着きを取り戻していくことが必要な時期です。この時期、単純な方法ですが、寝ることが最高の特効薬であったと述べている人が多く見られました。

心身がリラックスした後は、身のまわりで、ささやかな楽しみを見つけるようになります。多忙な日々のなかで忘れかけていた趣味や新しい活動などに、気負うことなく、時間を費やすようになります。

第四段階は「価値観を問い直す」段階です。インタビューを受けた人は、例外なく、今までの生活を振り返り、過去の行為を思い出し、自分自身を再発見した時期について言及していました。この時期がどのくらいの期間続くかは、人によってかなりの差がありました。多くの人が最も苦しく、不安と疑念に満ちた時期であったと告白しています。しかしその反面、振り返れば、その後の人生にとって最も重要な時期であったと述べています。もちろん、この時期にどのような価値観を獲得するかは、人によってさまざまですが、バーンアウトを経験した人の多くは、ひたすら仕事に専心していた日々を改め、家族や友人との関係や趣味などに重きをおいた生活設計に切り替えていったと述べています。ただ、これは、「手を抜いて仕事をすればよい」という単純な結論を意味しているわけではありません。何も寝食を忘れて仕事に取り組まなくても、仕事上の成果をあげることができるのではないかという問いかけであり、全体の生活のなかで、仕事の占める位置づけを見直すという作業です。

第五段階は「働きの場を探す」段階です。第四段階までは、個人の内面的葛藤とその克服が主要なテーマでしたが、この段階は、「外の」世界との関わりを取り戻し、新しい価値観にあった仕事を求める時期です。求職の期間や転職のパターンなど、個人により異なりますが、一般的な傾向で言えば、扶養しなければならない家族がいるなど、生活上差し迫った事情のある人は、とりあえず現職に復帰し、働きながら自分にあった職場を探すといった選択をする人が多く、逆に、生活に余裕のある人は、自分にあった仕事を探すため、ときとして、大学や専門学校などでの再教育を受ける道を選ぶこともあります。

第六段階は「断ち切り、変化する」段階です。休職前と同じ仕事に復帰した人は、インタビューした二〇人中一人しかいませんでした。他の一九人は、それまでの自分のキャリアを断ち切り、新しい職場で、人生を再設計していくことを選択しました。この段階は、彼らが人生の満足と安定を得るまで続けられます。

少し長くなりましたが、ベルニャーの研究を紹介しました。もちろん、この結果は、彼女自身も本文中で述べているように、少数の事例から引き出されたものです。それゆえ、研究者の主観的な枠組みやサンプルの偏りなどを反映している可能性が高く、結果の絶対視は慎まなければなりません。ただ、筆者自身が、バーンアウト研究を始め、さまざまな人から話をうかがってきた経験に照らし合わせてみると、ベルニャーの指摘している六つの段階、特に、「仕事から距離をとる」、「健康を回復する」、「価値観を問い直す」という過程は、多くの人の回復の過程に共通した順路であるように思われます。

バーンアウト研究に限らず、心理学の分野では、このような定性的データにもとづく論考は、まだあまり多くありません。ここで紹介したベルニャーの研究のように、長期にわたる心的過程の研究は、今までの心理学が取り落としてきた部分です。フィールドワークなどの手法が浸透してきた今、こういったテーマに取り組む研究者が増えてくるに違いありません。

7・バーンアウト研究の視点

●バーンアウト概念の拡大

最後に、今後、バーンアウト研究はどのような方向性を持って進んでいくのか。そして、私たちは、バーンアウト研究の結果として、何を知り、そして、何を知らなければならないのかについて論じます。

まずは、もっぱらヒューマン・サービス職の職務ストレスとして議論されてきたバーンアウト概念を、一般の職種にまで拡大して論じていこうとするマスラックらの新しい研究モデルについて、その是非を検討することから始めたいと思います。

バーンアウトという概念をヒューマン・サービス以外の職種に適用することが妥当か否かという問題は、最初、ＭＢＩとＢＭをめぐる議論、つまり、ＢＭのようにバーンアウトを消耗感に限定してとらえるのがよいのか、他方、ＭＢＩのように、多面的にとらえるのがよいのかといった枠組みで議論が展開されてきました。MBIの作成者であるマスラックは、九〇年代初めまで、次のような意見を述べていました。

「バーンアウトの定義（たとえばMBIのような尺度）をヒューマン・サービス以外の領域に、そのままあてはめることが、果たして有意義で適切なことなのかという議論があります。たとえば、クライエントと直接接することのない職業に、個人的達成感の低下や脱人格化といったバーンアウトの構成要素を持ち込むことはナンセンスだと言えるでしょう」（マスラックとシャウフェリ、一九九三、一二頁）。

彼らの指摘にあるように、ヒューマン・サービスに特有な部分、つまり、クライエントとの関係に対するネガティブな感情（脱人格化）、ないしはその関係から得られるポジティブな感情（個人的達成感）は、バーンアウトの定義、少なくともMBIによる定義の本質的な部分です。この点において、「ヒューマン・サービス限定か否か」という議論は、バーンアウトを消耗感のみにより定義してよいのか、クライエントとの関係にともなうネガティブないしはポジティブな感情を含むべきかという、バーンアウト概念の定義の問題として論じられてきました。

しかし、九〇年代中期以降、バーンアウトの研究対象にヒューマン・サービス職以外は含めるべきではないとしたマスラックらの研究グループの「禁欲的な」態度は放棄されることになります。レイターとショーフェリ（一九九六）は、サービスの送り手と受け手の関係に焦点をあてた（ヒューマン・サービス）バーンアウトは、さまざまな職種で経験されている一般的な意味でのバーンアウトの、一つの形態にすぎないと述べています。また、彼らの研究をきっかけとして、第4章で述べたヒューマン・サービス以外の職種を対象としたMBI-GSが作成されました。

さらに、最近の論文（たとえば、マスラック、ショーフェリとレイター、二〇〇一など）では、バーンアウトの3因子について言及する場合、従来から用いられてきた「情緒的消耗感」、「脱人格化」、「個人的達成感」という用語よりも、MBI-GSの用語である「消耗感」、「冷笑的態度」、「（職務）効力感」のほうを好んで使っています。これは、ヒューマン・サービス職対象のバーンアウト尺度（MBI-HSS）に示された従来までのバーンアウト概念を、MBI-GSに示された一般化されたバーンアウト概念に包含しようとするマスラックらの研究グループの意図を示すものでしょう。

●マスラックらの新しい研究モデル

では、ヒューマン・サービス職を越えて、バーンアウトという概念を一般化するために、マスラックらは、どのような研究モデルを掲げているのでしょうか。

ヒューマン・サービス従事者が経験する人と人との関わりにともなうストレスが、従来のバーンアウト概念の中心的な視点となっていました。それに対して、マスラック、ショーフェリとレイター（二〇〇一）は、ストレス研究の代表的なモデルである「個人―環境適合（Person-Environment Fit）理論」を基本的な枠組みとして、ヒューマン・サービスに限定されない、一般的な職務ストレスとしての研究モデルを提案しています。個人（労働者）とその労働環境、それぞれの特性の組合せにより、個人が受けるストレスの程度が決まるとするのが、この理論の基本的な考え方です。研究者の違いにより、いくつかのモデルがありますが、ここでは、図7にフレンチ、ロジャースとコップ（一九七四）のものを示しました。

図7を見てください。フレンチらのモデルでは、環境の側の要因（提供される資源や労働負担）と個人の側の要因（欲求や能力・資質）とが適合していないと、その不適合の程度に応じてストレスを経験し、ストレス反応（ストレン）が生じます。そして、このような不適合の状態が改善されずに長期化した場合、ストレスにともなう身体的、精神的疾患

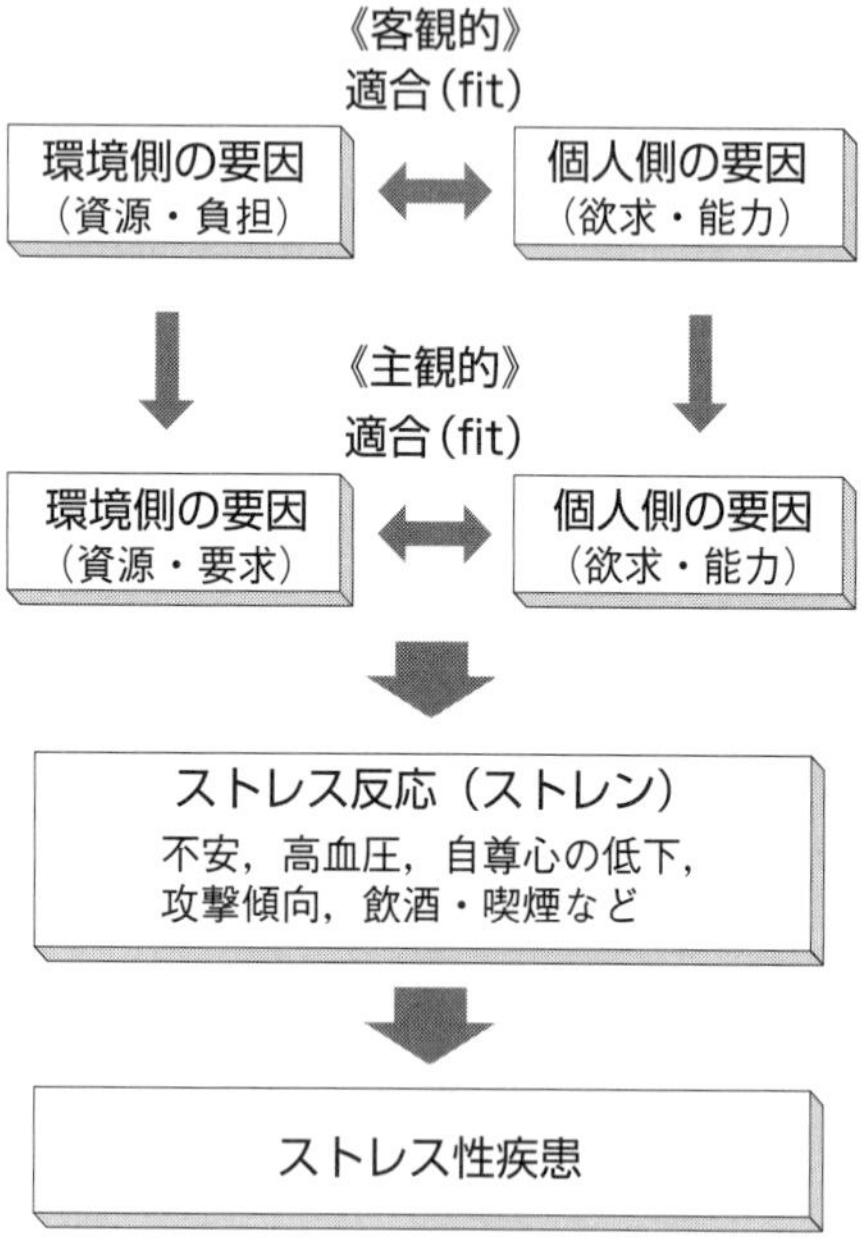

図7　個人ー環境適合理論（フレンチ、ロジャースとコッブ（1974）の記述をもとにして筆者が作成）

（ストレス性疾患）のリスクが高まることになります。

また、適合・不適合には、客観的な指標と主観的な指標の二つが設定されています。当然、客観的な適合・不適合は主観的な適合・不適合「感」と密接に関連しています。あえて二つのレベルが併記されているのは、本来、客観的な指標と主観的な指標を対にして、このモデルの検証がおこなわれるべきであることを示しています。

マスラックらは、個人―環境適合理論を基本的な枠組みとして、そこに新たに、個人と環境の適合が問題となる六つの領域を設定しています。その六つの領域とは、「労働負担」、「コントロール」、「報酬」、「コミュニティ」、「公平さ」、「価値」です。これら六つの領域についての理解を助けるために、それぞれの領域での不適合の具体例を表8に示しました。これらの具体例は、マスラックとレイター（一九九七）で紹介されている例を著者が要約したものです。

これら六つの領域での長期間にわたる不適合状態（先行要因）がバーンアウトを引き起こし、その結果として、さまざまな問題が生じるというのが、マスラックらの新しい研究モデルです。このモデルは、従来のヒューマン・サービス職に限定したバーンアウト研究の枠組みを越えて、職務上直接、顧客と接することのない人までをも対象として含む、包括的なバーンアウト研究の方向性を意図したものです。

コミュニティ

ある製造業の会社では，5人から15人のチームに分かれ，それぞれが独立して仕事をおこなうよう組織を改革しました。しかし，その際，メンバー間の意見の調整をおこなうためのルールなどは，まったく取り決められていませんでした。しばらくすると，チーム内の亀裂が表面化してきました。メンバー間の葛藤は日増しにエスカレートし，職場風土は悪化していきました。メンバー間の緊張状態は日常化し，些細なことでも口論が絶えませんでした。当然のことながら，生産は落ち込み，この会社の組織改革は中途で頓挫する結果となりました。結局，再度組織を立て直すのに6年間を必要としました。

公平さ

あるエネルギー関係の大企業で，生産性向上のための新しいシステムが導入されました。それは生産性の向上に寄与する施策を提案した従業員に臨時のボーナスを支給するというものでした。ただ，その実施に関わった責任者は，重箱の隅をつついてまわるような人物であったため，些細なミスを恐れるあまり組織は硬直化していきました。そのため，新しいアイデアをつのるためのシステムも形だけのものとなり，時として既成のアイデアを自分のアイデアと偽ってボーナスをせしめる者まで出てきました。報酬が公正に分配されず，私利私欲に走るものが不当な利益を得ているという意識は，従業員から仕事に対する基本的なモラールを奪っていきました。みな必要最小限の仕事をこなすだけで，欠勤率は上昇していきました。また，ストレスによる心身の異常を訴えるものが急増し，会社は従業員の健康管理面にも多額の出費を強いられることとなりました。

価　値

ある公共機関は，さまざまな価値感が混在している職場でした。この機関は5つの異なるサービスを提供する部門からなっていましたが，それらを統合するようなシステムはなく，各部門に所属するメンバーは，ひたすら「自分たちの」サービスを提供していました。彼らの関心はもっぱら自分の部門の予算をできるだけ多く獲得してくることで，機関全体の公平性などには，まったくと言っていいほど関心を払いませんでした。これらの部門を統括する役割にある者でさえ，自分の出身部門への予算配分に手心を加える傾向にありました。部門毎の価値観の相違は，日々の業務を混沌としたものにしてしまいました。予算は消化するだけのものとなり，プロジェクトが計画されては頓挫していきました。各部門のスタッフの間では欲求不満がつのり，欠勤，遅刻が繰り返されるようになりました。制度改革により，これらの事態が改善されるまでに，もといたスタッフのほとんどが，転職してしまいました。

表8　六つの領域における不適合の具体例（マスラックとレイター（1997）の記述を筆者が要約したもの）

労働負担

ある食品加工会社に勤務していたアニタは，業績好調な部署のマネージャーを任されていました。しかし，会社が合理化のためのリストラを断行するにあたり，新しく整理統合された部署のマネージャーとして転任しました。この新しい仕事は，彼女にとって非常にハードなものでした。まもなく，消耗感，醒めた見方，無力感などの症状を感じるようになりました。部署のサイズが大きすぎて自分にはマネージメントできないことを繰り返し上司に訴えましたが，まったく取り合ってもらえませんでした。アニタは，カウンセリングなどを通じて，現在の仕事への適応を図ろうとしましたが，うまくいきませんでした。結局，彼女は法的な機関に労働条件の改善を訴えました。その結果，会社は，彼女への賠償，企業イメージの低下，顧客を失うなど，多大な代償を支払わなければなりませんでした。

コントロール

ボブは政府機関の窓口サービスの仕事をしていました。彼の日々の仕事は，長い行列と煩雑な手続きにいらいらしている人たちへの対応です。規則に従って，彼らの生活保護の申請を却下したときには，彼らの怒りと罵声は，容赦なくボブ個人に向けられます。法が改正され，生活保護の基準が厳しくなったときにも，彼にできることは，マニュアル通りにその厳格な規則を適用することだけでした。やがて，彼は怒りっぽくなり，ことあるごとに上司と衝突するようになりました。また，窓口での対応も日増しに乱暴になっていきました。病状はさらに進行し，過緊張状態（hypertension）に陥ったボブは，欠勤と飲酒を重ねていきました。ボブの欠勤と乱雑な仕事ぶりは，現場を混乱させ，職場全体のモラールを著しく損なう結果を招きました。

報　酬

ある病院が看護婦の給料を15%カットして，経費を切りつめようとしました。看護婦はストライキで闘おうとしましたが，病院側は，組合員以外の看護婦を使って，組合側に妥協を迫りました。結果として，10%の給料カットで両者は妥協し，病院側は経費の削減に成功したかに見えました。しかし，翌年，あいついでベテラン看護婦が他の病院へ転勤するという事態が起こりました。労働に見合う報酬を受け取っていないという意識が，看護婦たちのモラールを予想以上に減退させてしまった結果でした。病院は，一時的には経費の削減に成功しましたが，長期的に見て，病院の運営に欠かせない有能なスタッフのほとんどを失う結果となりました。

次に、マスラックらのこのモデルに関する説明を引用します。

「これら六つの領域とバーンアウトの3因子との関係、ならびに六つの領域相互の関係を明らかにすることが、このモデルに関する研究の第一歩です。予備的研究によれば、「価値」の領域が他の領域への橋渡しをする中心的な役割を果たしていることが示唆されています。また別の可能性として、個人、個人によって、これら六つの領域の重要度が異なることも考えられます。（中略）。これら組織において重要な六つの領域での不適合は、バーンアウト研究から得られた知見をたんに要約したリストではありません。むしろ、これらの領域での不適合は、人々が仕事と関わっていくなかで遭遇する危機を理解するための概念的枠組みを提供するものなのです」（マスラック、ショーフェリとレイター、二〇〇一、四一五-四一六頁）。

この記述からすれば、「六つの領域における適合・不適合」に端を発する研究モデルは、まだ、着想段階にあるもので、実証的根拠に乏しいことがわかります。概念間の関連性など明確な図式が描けるまでには、これから相当量の研究の蓄積が必要でしょう。それゆえ、現時点でその是非を議論するのは時期尚早の感はあります。ただ、マスラック、ショーフェリらの研究グループは、ＭＢＩをはじめとして、今まで、バーンアウトという研究分野を強力に焦点づけてきました。こうした背景を考慮すれば、おそらくは、彼らが提案した枠組みは、今後のバーンアウト研究の有力な研究モデルとなっていくでしょう。この意味で、今後のバーンアウト研究の視点を議論するうえで、現時点における、この研究モデルの是非について論じておく必要があるでしょう。

●媒介要因としてのバーンアウト

では、バーンアウトは、この研究モデルのなかでどのように位置づけられているのでしょうか。

「職務と個人の適合に関する以前のモデルでは、適合が、さまざまな結果（たとえば、コミットメント、満足感、生産性、職務の継続など）をもたらすことを予測しているのに対して、この新しいモデルでは、バーンアウトが、この適合と結果の因果関係の重要な媒介要因となっていることを仮定しています。言い換えれば、不適合がバーンアウトを引き起こし、それに引き続き、さまざまな結果が生じるのです」（マスラック、ショーフェリとレイター、二〇〇一、四一三-四一四頁）。

正直言って、マスラックらの言う「媒介要因」とはいったい何なのか、ここでは、その概念的位置づけをあいまいにしたまま議論がなされている感は否めません。個人―環境適合理論の代表的モデルであるフレンチらのモデル（図7を参照してください）に、先のマスラックらの言を照らしてみれば、バーンアウトは、まぎれもなく「ストレス反応」として位置づけられていることになります。バーンアウトをストレス反応として位置づける考え方は、本書でも繰り返し述べてきた見解であり、とりたてて新しいものではありません。

バーンアウトとは、職務上、人との濃密な関係を余儀なくされる人たちが経験する職務ストレスの一つであるというのが、研究者間の共通理解でした。たとえば、職場の急速なIT化にともなって経験する職務ストレスを、特に「テクノストレス」と呼ぶのとレベル的には同じ概念であったわけです。ただ、マスラックらの研究モデルでは、ヒューマン・サービス職や職務上の関係にともなう情緒的負担感という限定がとれたぶん、現状では、バーンアウトは、一般的な意味での「職務ストレス」とまったく同じレベルの概念に「格上げ」された格好になっています。

仮に職務ストレスと言わず、バーンアウトと言うことで何かが変わってくるのでしょうか。たんなる言葉の問題であったとすれば、職務ストレスというほうが自然ですし、今まで研究論文に限らず、はば広い文脈で使われてきた言葉ですので、なじみもあります。バーンアウトを媒介要因だとしたマスラックらの記述は、こういった議論を避けるために、バーンアウトの概念的位置づけについて、現状では、あえてあいまいな言い方にしているのではないでしょうか。

将来的に、マスラックらの研究モデル上で、一般的な職務ストレスの過程から、バーンアウトを媒介要因とする特徴的な過程を取り出すことができるかどうかの判断は、その前後、すなわち、バーンアウトの先行要因（先に述べた六つの領域での適合-不適合の程度）とバーンアウトがもたらす結果（心身上の疾患、生産性の低下、組織的な損失など）に関する研究の蓄積を待つしかありません。

今まで職務ストレスとして一括されていた過程のなかから、特定の先行要因が契機となり、特定の結果をもたらす過程を取り出すことができれば、その間にバーンアウトという媒介要因を仮定し、バーンアウトという特徴的な過程について議論を進めていくことの妥当性が得られるでしょう。名実ともに、バーンアウト概念は、職務ストレスのなかに確固たる位置を築くことになります。では、マスラックらのモデルをもとにした研究から、バーンアウトを媒介要因とする特徴的な過程を取り出すことができるのでしょうか。

●バーンアウトの先行要因とバーンアウトがもたらす結果

先行要因としては、「労働負担」、「コントロール」、「報酬」、「コミュニティ」、「公平さ」、「価値」の六つの領域での適合-不適合の程度が仮定されています。ただ、これらは、従来、職務ストレスやワーク・モティベーションといった分野で取り上げられてきたオーソドックスな領域です。それぞれを個別の先行要因としたストレス研究ないしはワーク・モティベーション研究は、枚挙に暇がありません。たんに、これら六つの領域とバーンアウトとの関連を検討していくだけでは、これまでの知見の蓄積を越えることは難しいでしょう。

この六つの領域において、新たな知見を積み重ねる余地があるとすれば、六つの領域相互の関連性や相互作用に関しての詳細な分析により、バーンアウトのリスクを高める特定の先行要因のパターンを取り出すことができたときでしょう。それが果たして可能なのか、これらの領域の何か、あるいは、何かと何かの組合せが、他のストレス関連リスクとは違うバーンアウトの決定的な先行要因になっているのか、現状では判断できかねます。ただ、繰り返しになりますが、六つの領域どれをとってみても、すでに職務ストレスやワーク・モティベーションとの関連が議論されてきたものです。この意味では、よほどの革新的な手法やモデル化をおこなわない限り、先行要因の視点から、バーンアウトの過程を差別化することは難しいでしょう。

次に、バーンアウトがもたらす結果について議論します。バーンアウトが媒介する結果については、その範囲を限定しようとする議論があります。

「健康の問題は、（バーンアウトが媒介する）結果の一つであるとするのが一般的な見解ですが、もしかすると、この見解は正しくないかもしれません。仕事の質に影響を与える行動など、職務上の生産性の媒介要因として、バーンアウトは重要であるのかもしれません。たとえば、バーンアウトの結果、気分の苛立ちをおぼえたり、協力的な態度が失われてしまったり、努力を最小限にとどめようとする傾向が助長されたりすれば、結果として、仕事の質や能率が低下し、職場風土が悪化することにつながるでしょう。おそらくは、バーンアウトがもたらす重大な結果は、個々の従業員の健康の問題ではなく、このような職場の生産性の問題でしょう」（マスラック、二〇〇一、六一一頁）。

バーンアウトと職場の生産性との結びつきを強調する議論では、バーンアウトの対概念として「エンゲージメント（engagement）」という概念が登場します。バーンアウトは、（MBI-GSによれば）消耗感、冷笑的態度、（職務）効力感の低下の三つの因子から構成される概念ですが、エンゲージメントは、消耗感の対概念である「活力（energy）」、冷笑的態度の対概念である「関与（involvement）」、そして、「（職務）効力感（efficacy）」の三つの因子から構成される概念とマスラックらにより定義されています。マスラックとレイター（一九九七）は、バーンアウトを「仕事とのエンゲージメント（一体感）の侵食」と表現しています。

バーンアウト概念のあいまいさや既存の概念との意味的な重なりについては、本書でも繰り返し言及してきました。論理的に考えれば、バーンアウトの定義があいまいななかで、その対概念であるエンゲージメントが、明確に定義できるはずはありません。バーンアウト概念と同様に、エンゲージメントという概念においても、既存の類似した概念を指摘することができます。マスラックらは、エンゲージメントと既存の概念との差異について、次のように述べています。

「エンゲージメントは、組織コミットメント、職務満足、職務関与など、組織心理学の既存の概念とは区別されます。組織コミットメントは、雇用されている組織に対する忠誠心に関わる概念です。焦点は組織にあり、エンゲージメントの焦点が仕事それ自体にあるのとは異なります。職務満足は、仕事が、どの程度、欲求の充足や満足の源となっているか、あるいは、悩みや不満足を解消する手段となっているかに関わる概念ですが、個人と仕事それ自体の関係性を包含するものではありません。職務関与は、エンゲージメント概念のなかの関与の因子と類似していますが、活力や効力感の因子を含むものではありません。それゆえ、エンゲージメントは、これら既存の概念よりも、個人と仕事との関係性について、さらに複雑で、さまざまな点を考慮した概念です」（マスラック、ショーフェリとレイター、二〇〇一、四一六頁）。

この記述では、類似の概念との差異をことさら強調していますが、残念ながら、説得力のある議論ではありません。なぜかと言えば、あらためて、エンゲージメントとは何か、あるいは、論文中でも繰り返し言及される「個人と仕事それ自体との関係性」とは、いったい何を含んでいるのかについて、何も説明されていないからです。ただ、エンゲージメントは、活力、関与、効力感から構成される概念であるという帰納的な定義が述べられているだけです（この点については、バーンアウト概念も同じです）。

しかし、当然のことながら、マスラックらの立場として、エンゲージメントが、他の既存の概念（たとえば、ワーク・モティベーション）と同じ概念であることを認めるわけにはいきません。なぜなら、ワーク・モティベーションが損なわれた状態がバーンアウトになってしまい、結果として、バーンアウト研究は、それよりもはるかに確立した概念であるワーク・モティベーション研究に論理的に包含されてしまうことになるからです。職場の生産性に関わる従事者側の要因で、ワーク・モティベーションでもなく、職務満足でもなく、コミットメントでもない。まるで「なぞなぞ」のような概念が、エンゲージメントです。

●バーンアウト研究の新しい枠組みとなりえるか？

ここではまず、マスラックらの新しい研究モデルについて検討しました。結論から言えば、この研究モデルが、バーンアウト研究の新しい方向性を示すものになるとは、とても思えません。マスラックらの言うように、バーンアウト研究の「裾野を広げる」枠組みになるどころか、むしろ、バーンアウト概念そのものを希薄化してしまう可能性のほうが、はるかに大きいと言わざるをえません。

確かに、この研究モデルにしたがって、知見を蓄積していけば、バーンアウト概念ないしはエンゲージメントという概念の実態が見えてくるだろうとの見方もできます。しかし、中身はよくわからなくても、その先行要因や結果などについての知見を集積していけば、やがてその中身がわかってくるだろうといった、安易な「帰納主義」が、その背景にあるのであれば、この研究モデルから、私たちバーンアウト研究者が得るものは何もないでしょう。一貫してバーンアウト研究に向けられてきた論点の一つに、「ラベルを張り替えただけ」の研究という批判がありますが、この研究モデルは、今まで以上に、この種の批判にさらされることになるでしょう。

では、これまでのバーンアウト研究は、「ラベルを張り替えただけ」にとどまらない、新しい研究上のメリットを示しえてきたのでしょうか。この問いに対する肯定的な答えを見つけ出せるとすれば、それは、バーンアウト研究の「フィールド」にあると、筆者は考えています。バーンアウト研究の対象は、もっぱらヒューマン・サービス従事者であり、そのフィールドは、ヒューマン・サービス組織でした。

ショーフェリとエンツマン（一九九八）によれば、一九七八年から一九九六年までの間に、ＭＢＩを用いた四七三篇の学術誌あるいは本と五三八篇の学位論文が研究対象とした職種のなかで、最も割合が多かったのは「教員」で、全体の二二％を占めています。次に多いのが、看護師の一七％、ソーシャルワーカーの七％で、この上位三つの職種で、全体の約半数近くを占めています。その他の職種には、たとえば、牧師・宣教員（二％）といったものもあり、研究対象は、ヒューマン・サービス職全般におよんでいます（ショーフェリとエンツマン、一九九八、七二―七三頁）。

ヒューマン・サービス組織は、組織論の枠組みのなかでは、公的セクタと私的セクタの中間、いわばグレイゾーンに位置し、経営論としても、管理論としても、近年にいたるまで、ほとんどまとまった議論のなかった領域です（田尾、一九九五）。バーンアウト研究は、結果として、グレイゾーンであるヒューマン・サービス組織の問題点を系統的にとらえ、その対応策を模索する機会を提供することになりました。企業組織や行政組織などに比べて、今まで焦点があたることの少なかったヒューマン・サービス組織に、研究者が目を向けるきっかけとなったという点で、バーンアウト研究は、一定の役割を果たしてきたと言えるでしょう。

この意味で、ヒューマン・サービスという限定をはずしてしまったマスラックらの研究モデルに、新たな研究上のメリットを示しうる余地があるでしょうか。現状では、筆者は否定的な立場をとらざるをえません。

●ふたたびバーンアウトとは何か？

次に、マスラックらの新しい研究モデルを離れて、今後のバーンアウト研究がとりうる視点について、あらためて論じたいと思います。そのためには、やはり、バーンアウトとは何かという出発点に戻らなければなりません。そこで、少し視点を変えて、私たちバーンアウト研究者たちは、今まで何をバーンアウトだとみなして研究していたのかという問いから議論をスタートさせてみましょう。

この問いに対する答えは簡単です。ＭＢＩの得点がバーンアウトだったのです。ＭＢＩは、もともと、バーンアウトに関連する症状を集積し、それを統計的手法により二二個の症状に絞り込んだ結果、生まれたものです。いわば、バーンアウトの帰納的な定義と言えるでしょう。バーンアウトの研究者が、まずはバーンアウトについて、情緒的消耗感、脱人格化、個人的達成感の低下という三つの側面から議論し始めるのは、ＭＢＩが、バーンアウトをその三つの症状から帰納的に定義しているからです。バーンアウト概念について考える場合、バーンアウト研究の多くが、ＭＢＩという一尺度の帰納的定義に依存しているという現状を認識しておく必要があります。

まず、当然の疑問として、バーンアウトはほんとうにＭＢＩの言う三つの症状によって定義しうるのかという問いが出てきます。ＭＢＩによる定義は、帰納的な定義である以上、情緒的消耗感、脱人格化、個人的達成感の低下以外の症状を論理的に斥けるものではありません。マスラックらが、尺度構成をおこなうにあたって収集した項目が、バーンアウトに関する症状のすべてをカバーしていたという保証はどこにもありません。むしろ、ある種の偏りが存在していたと見るほうが自然でしょう。この意味で、ＭＢＩによる定義は、バーンアウトへの視点を狭い範囲に限定してしまっていると言えるでしょう。

一般に、バーンアウトと呼ばれている症状ないしは状態を考えた場合、それは、必ずしも一つの型に限定できるものではないように思います。たとえば、キャリア初期のバーンアウトには、「理想と現実との間のギャップに苦しみ…」という、リアリティ・ショックを契機に生じる例が少なくありません。ただ、この同じ説明を、職歴の長い人のバーンアウトにあてはめると、かなり違和感を覚えます。

では、職歴の長い人はバーンアウトしないのかと言えば、そう言うわけではありません。キャリアを積んだ人のなかには、そのキャリアゆえのバーンアウトの型があります。「アイデンティティ喪失型」とでも呼べばよいでしょうか。今まで自負を持って積み上げてきた仕事、磨いてきた専門家としての資質に、何かのきっかけで疑義が生じたとき、人によっては情緒的消耗感を基調としたバーンアウト症状を呈することがあります。キャリア初期の「リアリティ・ショック型」も、キャリア中後期の「アイデンティティ喪失型」も、ともに、MBIの定義によれば、バーンアウトと呼ばれる事例ですが、明らかに両者の性格は異なっています。

これ以外にも、一般にバーンアウトと呼ばれている事例には、実にさまざまな型があります。また、セミナーや研究会などでバーンアウトの話をしたとき、筆者自身、よく、「怠業」とバーンアウトとはどこが違うのかという質問を受けます。この質問は簡単そうでいて、正直なところ、答えるのが難しい質問です。怠業とバーンアウトとは当然区別されるべきですし、筆者も例をあげながら、両者の違いを説明しようとするのですが、少なくとも、MBIがバーンアウトの定義であるとすれば、両者を区別する明確な一線を引くことは困難です。

このように、MBIという視点だけでは区別できない事例があるということは、バーンアウトを記述するための言葉が、MBIだけでは十分でないことを意味します。バーンアウトは、おそらくは、情緒的消耗感、脱人格化、個人的達成感の低下という三つの症状で記述されるよりも、はるかに複雑な現象を含んでいるのでしょう。先に述べた「リアリティ・ショック型」や「アイデンティティ喪失型」以外にも、バーンアウトとして一括されていた事例のなかに、各事例を丹念に検討していけば、いろいろな型を見つけ出すことができるはずです。なかには、バーンアウトと呼ぶよりも、他のラベルを付したほうが（たとえば「慢性疲労」など）適切な事例もあるでしょう。

もちろん、複雑な現象を単純化することには、積極的に評価される部分もあります。むしろ、バーンアウトが複雑な現象であるからこそ、それを三つの因子に単純化したＭＢＩの存在意義があったわけです。ＭＢＩが、バーンアウトに関する議論の共通の土俵となり、それにより、バーンアウトへの共通理解が深まったことは、ＭＢＩの大きな功績と言えるでしょう。第3章で議論した「バーンアウト単因子説」、「バーンアウト段階説」、「複数原因説」、あるいは、第5章で議論したバーンアウトの先行要因としての「過重労働」、「自律性」、「役割ストレス」、「人間関係ないしはソーシャルサポート」、さらに、第6章で論じられたバーンアウトへの「対処行動ないしは組織的な対処方略」は、バーンアウトについてのさまざまな角度からの議論を集約したものであり、現在のバーンアウト研究の到達点でもあります。これらのテーマは、ＭＢＩという共通の枠組みがあったからこそ、議論が成立し、知見が深められていったと言えるでしょう。

しかし、今後のバーンアウト研究がとりうる視点について考えた場合、「ＭＢＩ一極主義」は、そろそろ、その使命を終えつつあるのではないかと考えざるをえません。少なくとも、著者には、ＭＢＩの得点のみを議論のよりどころとするような研究アプローチは、すでに袋小路に入りつつあるように思われます。

●バーンアウト研究の視点

では、どのような「出口」があるのでしょうか。ヒューマン・サービス職に限ったとしても、多様なバーンアウトの形態があり、それらについて十分な記述や検討がおこなわれていない現状を考慮すれば、少なくとも、先に述べたマスラックらの研究モデルのように、バーンアウト概念の適用範囲を拡大していくのは、ますますバーンアウト研究をとらえどころない袋小路に追い込んでしまう結果となるでしょう。それならば、まず、今まで研究が集積しているヒューマン・サービス職に限って、バーンアウトとは何かについて、再度問いかけてみることが、バーンアウト研究の次の段階の出発点として正しい選択なのではないでしょうか。

ヒューマン・サービスの需要の高まりと「軌を一にして」、バーンアウトという言葉が広がっていったこと、当初からバーンアウト研究がヒューマン・サービスの現場に集中していったこと、これらが偶然ではないとしたら、ヒューマン・サービス職の特性のなかにこそ、バーンアウトとは何か、その本質を見つけ出すことができるはずです。ヒューマン・

サービス職と他の職種との間には、職業であり、組織的活動であるという点において共通する部分も数多くありますが、大きく違う点もあります。ヒューマン・サービス職の特性を知るためには、ヒューマン・サービス職と他の職種との違いを一つずつに拾い上げていく必要があります。

あらかじめ仕事の手順が定められた定型業務の場合などには、従来から、人間工学的な解析などによりその職務特性が明らかにされてきましたが、個々の従事者の判断が必要とされるような、より複雑な業務に関しては、その職務特性に関わる研究の数は格段に少なくなります。特に、ヒューマン・サービス職の場合、モノを扱うのではなく人間相手の職務であるがゆえに、業務が多岐にわたり、その手順も明確ではありません。先駆的な研究もありますが（たとえば、千田（二〇〇三）などは学校教員に限って、その労働負担についての詳細な分析をおこなっています）、ヒューマン・サービス職の特性を理解するための統合的な枠組みを提示している研究はほとんどありません。まずは、ヒューマン・サービス職の特性、その労働負担の実態を把握していくことから始めていかなければなりません。

この研究の過程のなかで、ヒューマン・サービスという職務のなかの何が、バーンアウトのリスク要因として機能しているのかを見いだしていくことができるでしょう。そして、それらのリスク要因を低減するためには、職務をどのように再設計していけばよいのか。また、言わば「バーンアウトの危機」をヒューマン・サービス従事者のキャリアのなかで、どのように位置づけ、その危機を克服するために何を学ばねばならないのか。さらに、危機を乗り越えることで、どのような成長が期待できるのか。こういった視点からの研究を蓄積していくことで、今まであいまいであったバーンアウトの輪郭が見えてくるはずです。繰り返しになりますが、あえてヒューマン・サービス職に限定することから研究を再設計していくことが、バーンアウト研究の新しい方向性であると、筆者は考えます。

●感情労働

前節では、ヒューマン・サービスの職務特性の分析を、バーンアウト研究の新しい方向性として提案しました。では、ヒューマン・サービスの職務特性としてどのようなものが考えられるのでしょうか。現状では、正直、筆者にも確かな考えがあるわけではありません。ただ、今までの研究や、現職の看護師や教員の方たちへのインタビューなどから推論すると、ヒューマン・サービス職の特性を理解するうえで、三つの視点があるように思います。

一つは、クライエントとの関係にともなう情緒的負担感、二つ目は、ヒューマン・サービス組織の特殊性に由来する組織管理・運営上の問題、そして、三つ目は、ヒューマン・サービスへの社会的期待からくる制約です。本章の後半では、近年研究が蓄積されつつある第一の視点、情緒的負担感について、その論点をまとめてみたいと思います。

ヒューマン・サービス職に特徴的な労働負担として、第一にあげられるのは、人との関係を主たる職務とする人たちが経験する情緒的負担感ではないかと考えます。そもそも、バーンアウトとはサービスをやり取りする関係のなかで消費される情緒的エネルギーの枯渇した状態であるとするのは、マスラックらの最初の定義です。この見解自体に新しいものは何もありません。ただ、この情緒的負担感ないしは「情緒的エネルギーの枯渇した状態」を、直接検証しようとした研究が今までどれほどあったでしょうか。

第5章では、今まで検討されてきたバーンアウトのリスク要因についてまとめています。あらためて、ここで取り上げられている要因をながめてみると、みな従来から職務ストレスの分野で頻繁に議論されてきたものばかりです。これは、バーンアウトがストレス反応の一つとして位置づけられていることを考えれば、ある意味当然です。ストレス研究の枠組みが、そのままバーンアウトにも適用されることは自然な成行きであったと言えます。また、ストレスの分野で研究が蓄積されてきた要因は、すでに定量化のための方法が、ある程度確立されており、ＭＢＩとの関連性を検討する研究が容易に設計できたことも、これらの要因に研究が集中してきた理由でしょう。また、このことが、ストレス研究とは違うバーンアウト研究の独自性を見えにくくしていた点でもあります。

バーンアウトと情緒的負担感との関係を実証的に検討する研究がおこなわれるようになったのは、実は、ごく最近になってからです(ザップ、二〇〇二)。これらの研究の理論的背景となっているのが、社会学者のホックシールドの著書『管理される心(*The managed heart*)』(ホックシールド、一九八三)です。この著書では、現代社会の労働の重要な側面をあらわすキーワードとして、感情労働(emotional labor)という概念が論じられています。ホックシールドは、従来からの概念である「肉体労働」と対比させ、感情労働を「公的に観察可能な表情と身体的表現をつくるために行う感情の管理」と定義し、肉体労働同様に、「賃金と引き替えに売られ、したがって交換価値を有する」と述べています(ホックシールド、一九八三、石川・室伏訳、二〇〇〇、七頁)。さらに、航空機の客室乗務員や集金人を感情労働の典型的な事例として取り上げ、その職務を詳細に分析しています。

ホックシールドの分析は、感情労働にともなう労働負担とその負担にともなう従事者の行動について、深い洞察を含んだものとなっています。著書の後半部分では、バーンアウトについて、「労働者があまりにも一心不乱に仕事に献身し、そのため燃え尽きてしまう危険性のあるケース」として言及されています。少し長くなりますが、関連する記述を次に引用します。なお、引用中の（　）内は、読者の理解を助けるために、著者が付したものです。

「（この燃え尽きてしまう危険性のあるケースに属する）労働者は、自分の職務を演技とは理解していない。『偽りの自分』にほとんど、あるいはまったく気づいていない。彼女（客室乗務員を指す）は、他者に対して心のこもった個人としてのサービスを提供する可能性が高いが――「あなたが気に入られればTWA（航空会社の名）も気に入られる」のフレーズのように――会社の『代表として』も、他者に対して心を込めている。『個人』化したサービスを提供していながら、自分自身は『商業的』な役に同一化してしまう。彼女は、自分に対して向けられる不適切な個人的ふるまいを脱個人化する（自分個人に向けられたものではないと考える）ことが不得手である。これらの理由から、彼女はよりストレスを感じる可能性があり、燃え尽きてしまいがちである」（ホックシールド、一九八三、石川・室伏訳、二〇〇〇、二一四-二一五頁）。

第5章で述べた「理想に燃え使命感にあふれた人」の特徴と重なる部分はありますが、ホックシールドの記述は、感情という視点から、より具体的な人物像を描き出しています。

ここでは、バーンアウトするリスクの高い人とは、職務上付与された役割と自分の人格とを分けてとらえることができない人、つまり、職務上の役割にともなうクライエントからの反応（ときとして苦情や攻撃）を自分個人の人格に向けられたものととらえ（「脱個人化」できない）、思い悩んでしまう人だと述べています。

「脱個人化することが苦手だと言う客室乗務員は、感情がなくなるときのことを報告している。『私は何も感じませんでした。まるでほんとうはそこにいないような感じで。その男性は私に話しかけてきました。それは聞こえていたのです。でも私が聞いたのは死んだような言葉だけでした』。この没感情の感覚は、自分にストレスをもたらすような感情への接近を減らすことによってストレスを弱める。それは、体で職務を遂行しながらも、途方もない精神的苦痛から逃げ出すための道を提供する。燃え尽きることは、しばしの間ストレスから人を解放するが、それとは同時に、長期間におよぶ深刻な犠牲を伴っている可能性がある。（中略）感覚へのアクセスを失うとき、私たちは、自分のまわりの物事を解釈するための主要な手段をも失ってしまう」（ホックシールド、一九八三、石川・室伏訳、二〇〇〇、二一五頁）。

職務上の役割と個人的な人格を切り離して考えられない人が、クライエントとの関係にともなう情緒的負担感に耐え切れず、感情そのものを感じなくなってしまった、比喩的に言えば、感情そのものを人格から切り離してしまった状態がバーンアウトであると、ホックシールドは考えています。

では、バーンアウトに陥らないためには何が必要なのか。ホックシールドは、感情を切り離してしまう前に、「自分自身と職務上の役割とをはっきり分ける」ことだと述べています。

「(役割を切り離している人たちは) 深層演技と表層演技が『自分自身のもの』であるときと、それがたんに商業的なショーの一部分にすぎないときとをわきまえているのである。『まやかし』と感じることもあるかもしれない。なぜなら、今は演技している場合ではない、とか、十分によい演技をしていないのではないか、と感じたりするからである。しかし、演技をしている自分と演技をしていない自分との区別をすることによって、燃え尽きることへの耐性は強まる」(ホックシールド、一九八三、石川・室伏訳、二〇〇〇、二一五-二一六頁)。

第6章(対処行動)で論じたリーフとフォックス(一九六三)の「突き放した関心

（detached concern）」との類似性に気づかれた方もおられるかと思います。ホックシールドの言う「演技」と「突き放した関心」とを比較すると、前者のほうがより皮相的な印象は受けますが、おそらくは、両者は連続線上にあるものでしょう。クライエントの立場を理解し、その生活上の諸問題の解決に深い関心を寄せることが、質の高いサービスを維持する要件であるとすれば、質の高いサービスを維持しながら、バーンアウトへの耐性を持ち続けるためには、クライエントに真摯に関わっている自分とは別の、職務上の役割としての自分をモニターしている「もう一人の自分」の存在が必要になってくるのではないでしょうか。

●感情労働の実証的研究

ホックシールドの感情労働に触発された研究者のなかで、バーンアウトとの関連性について、精力的な研究をおこなっているのが、ザップらの研究グループです。ザップは、「組織として望ましいとされる感情に（自らの感情を）調整する際に必要とされる心理的過程」（ザップ、二〇〇二、二三九頁）を感情労働（emotion work）と定義しました（ザップは、ホックシールドの“emotional labor”という用語を使わずに“emotion work”という用語を使っています）。さらに、その特徴を、「肯定的な感情の表出に関わる職務上の要求」、「否定的な感情の表出や統制に関わる職務上の要求」、「クライエントの感情への敏感さに関わる要求」、「クライエントとの相互作用の統制」、そして、「本来の感情と表出している感情との間で生じる不協和」の五つに整理し、これら五つの側面を下位尺度とするフランクフルト感情労働尺度（Frankfurt Emotion Work scale）を作成しています（ザップ、ヴォグ、セイフェルト、メルティニとイシク、一九九九）。

「肯定的感情の表出」と「否定的感情の表出」は、ともに、クライエントに対して、ある特定の印象（共感、信頼など）を与えるための、意図的な感情表出を指します。どのような職種であっても、顧客に対しては、おおむね笑顔や感謝など肯定的感情を示すのが普通ですが、ときとして、厳格な態度や叱責が必要とされる場合があります。教員が生徒を指導する場合などは、その典型的な例でしょう。職務上、肯定的な感情あるいは否定的な感情の表出が求められる頻度が高い職務ほど、この項目での得点が高くなります（同時に感情的負担も大きくなります）。

また、意図的な感情表出をおこなう場合、そもそも、何がこの場での適切な感情表出なのかを判断しなければなりません。この判断の前提となるのが、表出する相手（クライエント）自身の感情をどの程度把握できているかという点です。クライエントの感情を把握しておく必要性が求められる職務ほど、「クライエントの感情への敏感さ」の項目での得点が高くなります（同時に感情的負担も大きくなります）。

「相互作用の統制」は、職務の統制（コントロール）の一つの形態で、クライエントとの相互作用に関わる概念です。具体的に言えば、クライエントとの関係において、いつ、誰と、どのくらいの時間、相互作用するかについて裁量権が大きいほど、この項目の得点が高くなります（同時に感情的負担は小さくなります）。

最後の「感情の不協和」とは、本来の感情とは異なる「感情」の表出が求められる場合に経験する内的な感情と表出される感情とが一致しない（不協和）状態を指します。本来の感情とは相反する感情を表出しなければならない場合、何の感情も抱いていないのに感情的反応が求められる場合、肯定的あるいは否定的な感情の表出を抑制する場合など、不協和状態を経験する頻度が多いほど、この項目の得点は高くなります（同時に感情的負担も大きくなります）。

ザップ、セイフェルト、シュムッテ、メルティニとホルツ（二〇〇一）では、障害児施設、ホテル、コールセンター、銀行、幼稚園などで働く人たち一二四一人を対象にした調査をおこないました。調査の目的は、フランクフルト感情労働尺度とバーンアウト（ＭＢＩ）との関連性を検討することでしたが、特に、バーンアウトのリスク要因として、従来からのストレッサとは別に、感情労働という要因を考慮する必要性があるかどうかという視点から検討がおこなわれています。そのために、階層的重回帰分析と呼ばれる手法が採用されています。この手法により、まず、MBI得点の値の動きのうち、ストレッサ要因と関連していると思われる（ストレッサ要因により影響を受けている）部分を取り除いたうえで、あらためて感情労働尺度との関連を検討することができます。つまり、感情労働尺度が独自に持っている（ストレッサ要因を介さない）バーンアウトへの影響の程度を評価しようとしているのです。

分析の結果、感情労働尺度は、独自に（ストレッサ要因による影響とは独立して）、バーンアウトと関連していることが確かめられました。つまり、ザップらの感情労働という概念が、バーンアウトのリスク要因の一端をになう可能性が示されたことになります。また、フランクフルト感情労働尺度の五つの下位尺度のうち、バーンアウトとの関連性が最も高かったのは、「感情の不協和」でした。

●情緒的負担感と感情労働

情緒的負担感に関連した研究として、ホックシールドの感情労働の論考、ならびにそれに触発されたザップらの実証的研究について、その論点をまとめました。

ホックシールドの著書には、ここで引用した以外にも、ヒューマン・サービス従事者の情緒的負担感を考えるうえで、興味深い論考が含まれています。また、「職務上の役割と個人的な人格を切り離して考えられない人が、クライエントとの関係にともなう情緒的負担感に耐え切れず、感情そのものを人格から切り離してしまった状態」とする、彼女のバーンアウトに対する見解は、バーンアウトのある典型的な型を言い当てています。

たとえば、引用文中にある「感情がなくなるとき」の実感の記述は、バーンアウト研究に関連して、筆者がインタビューした人たちも、同様な「不思議な疎外された」感覚について言及していたことを思い出させてくれました。たとえば、ある先生は、クラス運営のつまずきから、極度のストレスを経験し、「教員をやめたい」とまで思いつめるようになりました。そのような折、知り合いの先生の研究授業に参加して、次のような感覚をおぼえたそうです。


「他の先生の研究授業を見ていました。授業をしている先生の熱意、生徒達の生き生きとした姿、それを見るまわりの先生の笑顔、それを何の感慨もなくながめている自分。もう自分は、この人たちの仲間ではないという思いで、いたたまれなくなりました」。

この「疎外感」と「無感動」の状態は、まさしく、当初からのバーンアウトの定義である「仕事を通じて、情緒的に力を出し尽くし、消耗してしまった状態」であり、「情緒的資源の枯渇した状態」であると考えられます。ただ、MBIないしは、今までのバーンアウト尺度のいずれの項目においても、このような状態は記述されていません。さらに言えば、このような状態は、そもそも、その程度を5段階で評定することなどできないでしょう。この点において、評定尺度に依拠した今までのバーンアウト研究の限界を知ることができます。

ザップらの研究は、バーンアウトと情緒的負担感との関係を実証的に検討する枠組みを提案したという点で評価されます。ただ、彼らの五つの下位尺度からなるフランクフルト感情労働尺度については、概念的精査ならびに尺度の信頼性、妥当性についてのさらなる検討が必要だと考えられます。たとえば、彼らの研究では、五つの下位尺度のうち、バーンアウトと最も強い関連性が認められたのは「感情の不協和」であったことが報告されています。しかし、定義やその項目内容から考えれば、感情の不協和とは、従来のストレス研究で取り上げられてきた役割葛藤の一つであるとみなすこともできます。また、「相互作用の統制」は、第5章で述べた、統制（コントロール）の一種ですし、「クライエントの感情への敏感さ」は、職務特性と言うよりも、パーソナリティ変数に近いもののような印象を受けます。このように、各概念が、本来の意味での情緒的負担感をあらわす概念なのかという点については、いまだ議論の余地が残されています。

ホックシールドやザップらの議論は、感情労働の定義こそ少し異なりますが、もっぱら、職務により定められた感情を表出する、あるいは抑制することにともなう情緒的負担感を問題とする立場であることにおいて共通しています。感情の表出あるいは抑制にともなう、ホックシールドの言葉を使えば、感情を「管理する」ことにともなう負担感は、人との関係を主たる職務とするヒューマン・サービス職に特徴的な労働負担だと言ってよいでしょう。しかし、ヒューマン・サービス従事者の情緒的負担感について考えた場合、必ずしも「感情の管理」にともなうものだけではありません。

たとえば、カタラン、バルゲス、ペルガミ、ハルメ、ギャザードとフィリップス（一九九六）は、難病に苦しむ患者の医療や看護にたずさわっている医師や看護師の負担感についての調査をおこなっています。この医師や看護師たちが感じている情緒的負担感は、ホックシールドらが問題とした感情表出に関わる負担感ではなく、死を迎えつつある人、あるいは実際の死と身近に接することによって経験する情緒的負担感であると考えられます。

カタランらは、エイズ患者の病棟と癌患者の病棟に勤務する医師、看護師が、職務上どのようなことに対してストレスを感じているかをたずねています。エイズ病棟、癌病棟に共通して多かった回答は、「死にゆく人々と接しているとき」、「患者と過ごせる十分な時間がないとき」、「日々体調が悪化していく患者と接するとき」、「年の若い患者と接するとき」、「気むずかしい患者と接するとき」、「患者の家族と接するとき」、「診断を患者に告知するとき」などでした。それぞれの回答に、医師、看護師の情緒的負担感の重さが読み取れます。

もちろん、ヒューマン・サービス従事者全員が、死や深刻な事態にいたるクライエントと日々接しているわけではありません。しかし、程度の違いはありますが、職務の性質上、さまざまな問題に苦しむクライエントと接することも少なくないと思われます。悲嘆にくれる人、心的に混乱している人、腹を立てている人、こういった人たちと接することは、情緒的に強い負担感をともなうものです。この種の情緒的負担感も、また、バーンアウトに特徴的なリスク要因と考えられます。

●ヒューマン・サービス職の労働負担

近年、ヒューマン・サービスの現場では、脳や心臓疾患による過労死の事例が頻発しています。二〇〇一年一二月に、脳・心臓疾患の労災（労働災害）の認定基準が改正され、発症前までの短期間に限定されていた「過重業務」の認定が、比較的長期間にわたる「蓄積疲労」にまで拡大されました。これにより、今まで認定を受けられなかった数多くの事例が労災として認定されるようになり、制度として一定の前進があったものとして評価されています。しかし、「過重業務」の判断の主たる根拠は、拘束時間としての労働時間であり、職務にともなう身体的負担の重さが判断の主たる根拠であることに変わりはありません。

ヒューマン・サービス職の場合、身体的負担だけで、その労働負担の大きさを評価することはできません。また、専門職として個人の独立性が認められている反面、その労働実態は、個人の裁量権に委ねられている部分が多く、勤務時間など客観的な証拠が提示しにくい側面があります。そのため、第三者からは、「軽い労働」のように見られがちで、労災認定の申請も認められにくい傾向にあります。しかし、実際は、人との関係、とりわけ問題を抱えた人との関係を職務とすることは、緊張の持続が必要とされる、情緒的な負荷の高い仕事です。身体的負担感であれば、十分な休息をとれば解消することも可能でしょう。しかし、情緒的負担感の場合、たとえ、仕事を離れて帰宅したとしても、よほど上手に気分を切り替えることができなければ、容易に解消するものではありません。書類上、勤務時間ではなかったとしても、職務による緊張が持続します。また、人（クライエント）の人生に関わる問題である以上、一定の区切りをつけることはできても、完全に解決することは、あまり期待できません。過去の事例がある種の不全感をともなって、蓄積されていくことも少なくないでしょう。

情緒的負担感についての議論を喚起することは、ヒューマン・サービス職の労働負担の問題に目を向けることであり、社会として、この種の労働負担を評価するきっかけにつながるものです。この意味で、情緒的負担感を客観的に評価するための統合的な枠組みの構築は、ヒューマン・サービス従事者の労働負担を評価するうえで、また、それを客観的なデータとして提示するうえで、緊急性の高い課題です。

ストレスについては、医学や労働科学など広範な学問領域で研究が進められています。それぞれの学問領域によって、得手、不得手があるでしょう。そのなかで、情緒的負担感、感情の問題は、心理学者の領分とすべきテーマです。今後の情緒的負担感に関する研究の進展は、心理学者に負うところが大きいと言えるのではないでしょうか。この領域での研究の深まりが、結果として、ヒューマン・サービス職の職務環境の改善へとつながるはずです。さらに、バーンアウト研究が、その一翼を担うことができるのであれば、バーンアウト研究の意義が、疑念をもって問われることはなくなるでしょう。

あとがき

本書の性格上、できるだけ客観的な記述に努めたつもりですが、個人的な見解が色濃く出た部分もあります。特に第7章では、あえて論点をあいまいにすることなく、筆者の現時点での認識を臆することなく記したつもりです。もちろん、重要な点で思い違いをしていたり、論理的に矛盾をきたしていたりするところがあるかもしれません。これらの点については、読者の方からの反論やご指摘を、むしろ期待している部分があります。今後、バーンアウトに関心を持つ人が増え、そして、本書がそのきっかけとなれるのであれば、これ以上の喜びはありません。

＊　　＊　　＊

バーンアウトというテーマに関わりだして、もう一〇年以上になります。どこかの居酒屋で(このあたりの記憶は定かではありません)、田尾雅夫先生から誘われたのがきっかけです。まず、二人でバーンアウトに関する論文を片っ端から読むことにしました。数多くの論文が積みあがっていきましたが、正直、バーンアウトというものがいったい何なのか、いっこうに見えてきません。そのような時に、当時、京都府立医大病院に勤務されていた中村弥生さん、土江淳子さんと知り合いました。折にふれ、お二人の話を聞けるようになってから、少しずつですがバーンアウトの実像が見えてくるようになりました。研究室のなかでひたすら活字を追う研究の限界を、あらためて感じた経験でした。

九六年に、田尾先生と共著で、誠信書房から『バーンアウトの理論と実際』という本を出版しました。本の出版を区切りに、田尾先生は、「あとはお前がやれ」とばかりに、あっさりとバーンアウト研究から「引退」されてしまいました。今思えば、当時、社会心理学の狭い一領域で煮詰まっている感のあった私自身の研究観が、この共同研究を通じて、少しずつ変化していったような気がします。

その後、田尾先生とは、折にふれ、研究のことやその他のよしなし事をお話しする機会を得ておりますが(圧倒的に後者のよしなし事のほうが多いのですが)、バーンアウトについては、お互いほとんど話しをする機会はなくなりました。この意味では、本書は、ひとりでバーンアウトと付き合うようになってからの、バーンアウト研究の変遷と私自身の理解の深まりを中心にすえて、まとめたものとなっています。ただ、こうして、本書の執筆を終え、あとがきを書く段階になると、やはり、最初にお礼を言わなければならないのは、バーンアウトというテーマを通じて、研究のひとつのあり方を示していただいた田尾先生ではないかと思います。

本書の執筆にあたっては、いろいろなところに書いた原稿が、すでに相当量たまってお
り、最初、「それらを適当につなぎあわせれば…」という安易な発想で事を始めてしまいま
した。これが誤算で、書き進めていくうちに、準備した原稿の一部が、今となっては「鮮
度」落ちのものであったり、現在の私の考えからすると、方向性が違っていたりなど、結
局、自分の甘さを思い知らされる結果となりました。あらためて、多くの論文にあたり、議
論を煮詰めていく作業にかかることとなり、思いのほか、長い期間を要してしまいました。
この間、辛抱強く見守り、時として、プレッシャーをかけていただいたのが、サイエンス
社の清水匡太氏でした。また、御園生晴彦氏には校正段階で、たいへん有益な御助言をい
ただきました。あらためて、おつき合いいただいたお二人にお礼申し上げます。また、執
筆の機会を与えてくださった安藤清志先生と松井豊先生。とくに、安藤先生には、格別の
ご配慮をいただきました。心よりお礼申し上げます。

最後に、筆者の最大のソーシャル・サポート・ソースである妻と三人の子供たちにも感
謝を記して。

二〇〇四年五月一日

久保　真人

fessionals. *Research in Nursing and Health*, **12**, 169–178.

Wolpin, J., Burke, R. J., & Greenglass, E. R. 1991 Is job satisfaction an antecedent or a consequence of psychological burnout? *Human Relations*, **44**, 193–209.

Yadama, G.N., & Drake, B. 1995 Confirmatory factor analysis of the Maslach Burnout Inventory. *Social Work research*, **19**, 184–192.

横山敬子 2001 職務バーンアウト――因果関係の解明および人的資源管理への示唆 産業・組織心理学研究, **14**, 31–44.

Zabel, R. H., & Zabel, M. K. 1982 Factors in burnout among teachers of exceptional children. *Exceptional Children*, **49**, 261–263.

Zapf, D. 2002 Emotion work and psychological well-being: A review of the literature and some conceptual considerations. *Human Resource Management Review*, **12**, 237–268.

Zapf, D., Seifert, C., Schmutte, B., Mertini, H., & Holz, M. 2001 Emotion work and job stressors and their effects on burnout. *Psychology and Health*, **16**, 527–545.

Zapf, D., Vogt, C., Seifert, C., Mertini, H., & Isic, A. 1999 Emotion work as a source of stress: The concept and development of an instrument. *European Journal of Work and Organizational Psychology*, **8**, 371–400.

and teacher burnout. *Educational Administration Quarterly*, 18, 60－74.

Schwarzer, R., Schmitz, G.S., & Tang, C. 2000 Teacher burnout in Hong Kong and Germany: a cross-cultural validation of the Maslach Burnout Inventory. Anxiety, *Stress & Coping*, **13**, 309－326.

Shinn, M., Rosario, M., Morch, H., & Chestnut, D. E. 1984 Coping with job stress and burnout in human services. *Journal of Personality and Social Psychology*, **46**, 864－876.

Shirom, A. 1989 Burnout in work organization. C. L. Cooper & I. Robertson (Eds.) *International Review of Industrial and Organization Psychology*. New York: Wiley. Pp.25－48.

Stout, J. K., & Williams, J. M. 1983 Comparison of two measures of burnout. Psychological Reports, **53**, 283－289.

田村修一・石隈利紀 2001 指導・援助サービス上の悩みにおける中学校教師の被援助志向性に関する研究 ――バーンアウトとの関連に焦点をあてて 教育心理学研究, **49**, 438－448.

田尾雅夫 1987 ヒューマン・サービスにおけるバーンアウトの理論と測定 京都府立大学学術報告（人文），**40**, 101－123.

田尾雅夫 1989 バーンアウト ――ヒューマン・サービス従事者における組織ストレス 社会心理学研究, **4**, 91－97.

田尾雅夫 1995 ヒューマン・サービスの組織 ――医療・保健・福祉における経営管理 法律文化社

田尾雅夫・久保真人 1996 バーンアウトの理論と実際 誠信書房

Taris, T.W., Schreurs, P.J.G., & Schaufeli, W.B. 1999 Construct validity of the Maslach Burnout Inventory - General Survey: A two-sample examination of its factor structure and correlates. *Work & Stress*, **13**, 223－237.

千田忠男 2003 教師の労働負担（5）――研究枠組みの検討 評論・社会科学（同志社大学人文学会），**71**, 47－165.

上野徳美・山本義史 1996 看護者のバーンアウトを予防するソーシャル・サポートの効果 ――サポート・ネットワーク量・満足度・サポート源との関係を中心として 健康心理学研究, **9**, 9－20.

Van den Heuvel, E.T.P., De Witte, L.P., Schure, L.M., Sanderman, R., & Meyboom-de Jong, B. 2001 Risk factors for burn-out in caregivers of stroke patients, and possibilities for intervention. *Clinical Rehabilitation*, **15**, 669－677.

Wade, D. C., Cooley, E., & Savicki, V. 1986 A longitudinal study of burnout. *Children and Youth Services Review*, **8**, 161－173.

Williams, C. A. 1989 Empathy and burnout in male and female helping pro-

33.
Peiro, J.M., Gonzalez-Roma, V., Tordera, N., & Manas, M.A. 2001 Does role stress predict burnout over time among health care professionals? *Psychology and Health*, **16**, 511-525.
Perlman, B., & Hartman, E. A. 1982 Burnout: Summary and future research. *Human Relations*, **35**, 283-305.
Pierce, C. M. B., & Molloy, G. N. 1989 The construct validity of the Maslach Burnout Inventory: Some data from down under. *Psychological Reports*, **65**, 1340-1342.
Pines, A., & Aronson, E. 1988 *Career Burnout: Causes and Cures* (2nd ed). New York: Free Press.
Pines, A., & Kafry, D. 1981 Tedium in the life and work of professional women as compared with men. *Sex Roles*, **7**, 963-975.
Pines, A., & Maslach, C. 1980 Combatting staff burn-out in a day care center: A case study. *Child Care Quarterly*, **9**, 5-16.
Price, D., & Murphy, P. 1984 Staff burnout in the perspective of grief theory. *Death Education*, **8**, 47-58.
Rapoport, L. 1960 In defense of social work: An examination of stress in the profession. *Social Service Review*, **34**, 62-74.
Ray, E.B., & Miller, K.L. 1991 The influence of communication structure and social support on job stress and burnout. *Management Communication Quarterly*, **4**, 506-527.
Rosenthal, S. L., Schmid, K. D., & Black, M. M. 1989 Stress and coping in a NICU. *Research in Nursing and Health*, **12**, 257-265.
Russell, D. W., Altmaier, E., & Velzen, D. V. 1987 Job-related stress, social support, and burnout among classroom teachers. *Journal of Applied Psychology*, **72**, 269-274.
Schaufeli, W. B., & Dierendonck, D.V. 1995 A cautionary note about the cross-national and clinical validity of cut-off points for the Maslach Burnout Inventory. *Psychological Reports*, **76**, 1083-1090.
Schaufeli, W. B., & Enzmann, D. 1998 *The burnout companion to study and practice: A critical analysis*. London: Taylor and Francis.
Schutte, N., Toppinen, S., Kalimo, R., & Schaufeli, W. 2000 The factorial validity of the Maslach Burnout Inventory - General Survey (MBI-GS) across occupational groups and nations. *Journal of Occupational & Organizational Psychology*, **73**, 53-66.
Schwab, R. L., & Iwanicki, E. F. 1982 Perceived role conflict, role ambiguity,

Maslach, C., & Pines, A. 1977 The burn-out syndrome in the day care setting. *Child Care Quarterly*, **6**, 100-113.
Maslach, C., & Schaufeli, W. B. 1993 Historical and conceptual development of burnout. In W. B. Schaufeli, C. Maslach, & T. Marek (Eds.) *Professional burnout*. Washington, DC:Taylor & Francis. Pp. 1-18.
Maslach, C., Schaufeli, W.B., & Leiter, M.P. 2001 Job burnout. *Annual Review of Psychology*, **52**, 397-422.
Mattingly, M. A. 1977 Sources of stress and burn-out in professional child care work. *Child Care Quarterly*, **6**, 127-137.
McCarthy, P. 1985 Burnout in psychiatric nursing. *Journal of Advanced Nursing*, **10**, 305-310.
McCrae, R.R., & John, O.P. 1992 An introduction to the Five Factor model and its applications. *Journal of Personality*, **60**, 175-215.
McCranie, E. W., Lambert, V. A., & Lambert, C. E. Jr. 1987 Work stress, hardiness, and burnout among hospital staff nurses. *Nursing Research*, **36**, 374-378.
Mehrabian, A., & Epstein, N. 1972 A measure of emotional empathy. *Journal of Personality*, **40**, 525-543.
Melamed, S., Kushnir, T., & Meir, E.I. 1991 Attenuating the impact of job demands: Additive and interactive effects of perceived control and social support. *Journal of Vocational Behavior*, **39**, 40-53.
Miller, K. I., Ellis, B. H., Zook, E. G., & Lyles, J. S. 1990 An integrated model of communication, stress, and burnout in the workplace. *Communication Research*, **17**, 300-326.
Mills, L.B., & Huebner, E.S. 1998 A prospective study of personality characteristics, occupational stressors, and burnout among school psychology practitioners. *Journal of School Psychology*, **36**, 103-120.
諸井克英 1999 特別養護老人ホーム介護職員におけるバーンアウト 実験社会心理学研究, **39**, 75-85.
NIOSH 1999 *Stress at work*. NIOSH Publication, No.99-101.
O'Driscoll, M. P., & Schubert, T. 1988 Organizational climate and burnout in New Zealand social service agency. *Work and Stress*, **2**, 199-204.
荻野佳代子 2000 看護職のバーンアウト——関連要因としての自尊感情の検討 早稲田大学教育学部学術研究（教育心理学編）, **48**, 23-32.
岡田千夏・河野由美 2000 看護婦のバーンアウトと仕事ストレスに関する研究 飯田女子短期大学看護学科年報, **3**, 133-147.
Paine, W. S. 1981 The burnout phenomenon. *Vocational Education*, **56**, 30-

lates of the three dimensions of job burnout. *Journal of Applied Psychology*, **81**, 123-133.
Leiter, M. P. 1990 The impact of family resources, control coping, and skill utilization on the development of burnout: A longitudinal study. *Human Relations*, **43**, 1067-1083.
Leiter, M. P. 1993 Burnout as developmental process: Consideration of models. In W. B. Schaufeli, C. Maslach, & T. Marek (Eds.) *Professional burnout*. Washington, DC:Taylor & Francis. Pp.237-250.
Leiter, M. P., & Harvie, P. L. 1996 Burnout among mental health workers: A review and a research agenda. *International Journal of Social Psychiatry*, **42**, 90-101.
Leiter, M.P., & Schaufeli, W.B. 1996 Consistency of the burnout construct across occupations. *Anxiety, Stress and Coping: An International Journal*, **9**, 229-243.
Lemkau, J. P., Rafferty, J. P., Purdy, R. R., & Rudisill, J. R. 1987 Sex role stress and job burnout among family practice physicians. *Journal of Vocational Behavior*, **31**, 81-90.
Lief, H. I., & Fox, R. C. 1963 Training for "detached concern" in medical students. In H. I. Lief, V. F. Lief, & N. R. Lief (Eds.), *The Psychological Basis of Medical Practice*. New York: Harper & Row. Pp.12-35.
Marlatt, G. A., Baer, J. S., & Quigley, L. A. 1995 Self-efficacy and addictive behavior. In A. Bandura (ed.), *Self-efficacy in changing societies*. Cambridge University Press. Pp.232-258.
増田真也 1997 日本語版Maslach Burnout Inventoryの妥当性の検討 健康心理学研究, **10**, 44-53.
Maslach, C. 1976 Burned-out. *Human Behavior*, **5**, 16-22.
Maslach, C. 1993 Burnout: Multidimensional perspective. In W. B. Schaufeli, C. Maslach, & T. Marek (Eds.) *Professional burnout*. Washington, DC:Taylor & Francis. Pp.19-32.
Maslach, C., & Jackson, S. E. 1982 *The Maslach Burnout Inventory*. Palo Alto, CA: Consulting Psychologists Press.
Maslach, C., & Jackson, S. E. 1986 *The Maslach Burnout Inventory* (2nd ed.). Palo Alto, CA: Consulting Psychologists Press.
Maslach, C., Jackson, S. E., & Leiter, M. P. 1996 *The Maslach Burnout Inventory* (3rd ed.). Palo Alto, CA: Consulting Psychologists Press.
Maslach, C., & Leiter, M.P. 1997 *The truth about burnout*. San Francisco: Jossey-Bass.

decision latitude, job demands, and cardiovascular disease. A prospective study among Swedish men. *American Journal of Public Health*, **71**, 694-705.

Karasek, R. A., & Theorell, T. 1990 *Healthy work: Stress, productivity, and the reconstruction of working life.* New York: Basic Books.

Kirk, W., & Walter, G. 1981 Teacher support groups serve to minimize burn-out: Principles for organizing. *Education*, **102**, 147-150.

Kobasa, S. C. 1979 Stressful life events, personality, and health: An inquiry into hardiness. *Journal of Personality and Social Psychology*, **37**, 1-11.

Kobasa, S. C., Maddi, S. R., & Kahn, S. 1982 Hardiness and health: A prospective study. *Journal of Personality and Social Psychology*, **42**, 168-177.

Koeske, G. F., & Koeske, R. D. 1993 A preliminary test of a stress-strain-outcome model for reconceptualizing the burnout phenomenon. *Journal of Social Service Research*, **17**, 107-135.

河野由美 2000 看護婦のバーンアウトと宗教観に関する計量的研究 飯田女子短期大学看護学科年報, **3**, 25-35.

久保真人 1998 ストレスとバーンアウトとの関係――バーンアウトはストレンか? 産業・組織心理学研究, **12**, 5-15.

久保真人 1999 ヒューマン・サービス従事者におけるバーンアウトとソーシャル・サポートとの関係 大阪教育大学紀要(第Ⅳ部門), **48**, 139-147.

久保真人・田尾雅夫 1991 バーンアウト――概念と症状, 因果関係について 心理学評論, **34**, 412-431.

久保真人・田尾雅夫 1992 バーンアウトの測定 心理学評論, **35**, 361-376.

久保真人・田尾雅夫 1994 看護婦におけるバーンアウト――ストレスとバーンアウトとの関係 実験社会心理学研究, **34**, 33-43.

Lachman, R., & Diamant, E. 1987 Withdrawal and restraining factors in teachers' turnover intentions. *Journal of Occupational Behavior*, **8**, 219-232.

Lahoz, M. R., & Mason, H. L. 1989 Maslach burnout inventory: Factor structures and norms for use pharmacists. *Psychological Reports*, **64**, 1059-1063.

Landsbergis, P. A. 1988 Occupational stress among health care workers: A test of the job demands-control model. *Journal of Organizational Behavior*, **9**, 217-239.

Larson, C. C., Gilbertson, D. L., & Powell, J. A. 1978 Therapist burnout: Perspectives on a critical issue. *Social Casework*, **59**, 563-565.

Lazarus, R., & Folkman, S. 1984 *Stress, Appraisal and Coping. New York*; Springer Publishing.

Lee, R. T., & Ashforth, B. E. 1996 A meta-analytic examination of the corre-

International Journal of Nursing Studies, 25, 105–115.

東口和代・森河裕子・三浦克之・西条旨子・田畑正司・由田克士・相良多喜子・中川秀昭　1998　日本語版 MBI（Maslach Burnout Inventory）の作成と因子構造の検討　日本衛生学雑誌, **53**, 447–455.

Hobfoll, S.E., & Freedy, J.　1993　Conservation of resources: A general stress theory applied to burnout.　In W. B. Schaufeli, C. Maslach, & T. Marek (Eds.) *Professional burnout.*　Washington, DC:Taylor & Francis.　Pp.115–133.

Hochschild, A.R.　1983　*The managed heart.*　Berkeley: University of California Press.（石川准・室伏亜希訳　2000　管理される心　世界思想社）

House, J. S.　1981　*Work stress and social support.*　Reading, Massachusetts: Addison Wesley.

稲岡文昭　1988　BURNOUT現象とBURNOUTスケールについて　看護研究, **21**, 27–35.

稲岡文昭・松野かおる・宮里和子　1984　看護職にみられる Burn Out とその要因に関する研究　看護, **36**, 81–104.

伊藤美奈子　2000　教師のバーンアウト傾向を規定する諸要因に関する探索的研究——経験年数・教育観タイプに注目して　教育心理学研究, **48**, 12–20.

Jackson, S.E., & Schuler, R.S.　1983　Preventing employee burnout.　*Personnel*, **60**, 58–68.

Jackson, S. E., Schwab, R. L., & Schuler, R. S.　1986　Toward an understanding of the burnout phenomenon.　*Journal of Applied Psychology*, **71**, 630–640.

Jackson, S. E., Turner, J. A., & Brieb, A. P.　1987　Correlates of burnout among public service lawyers.　*Journal of Occupational Behavior*, **8**, 339–349.

Kahn, R.　1978　Job burnout: Prevention and remedies.　*Public Welfare*, **36**, 61–63.

Kahn, R., Wolfe, D. M., Quinn, R. P., Snoek, J. D., & Rosenthal, R. A.　1964　*Organizational Stress: Studies in Role Conflict and Ambiguity.*　New York: Wiley.

Kafry, D., & Pines, A.　1980　The experience of tedium in life and work.　*Human Relations*, **33**, 477–503.

Kalliath, T.J., O'Driscoll, M.P., Gillespie, D.F., & Bluedorn, A.C.　2000　A test of the Maslach Burnout inventory in three samples of healthcare professionals.　*Work & Stress*, **14**, 35–50.

Karasek, R. A., Baker, D., Marxer, F., Ahlbom, A., & Theorell, T.　1981　Job *nal of Organizational Behavior,* **10**, 179–188.

Gaines, J., & Jermier, J. M. 1983 Emotional exhaustion in high stress organization. *Academy of Management Journal,* **26**, 567–586.

Gold, Y., Bachelor, P., & Michael, W. B. 1989 The dimensionality of a modified form of the Maslach Burnout Inventory for university students in a teacher-training program. *Educational and Psychological Measurement,* **49**, 549–561.

Golembiewski, R. T. 1989 A note on Leiter's study-highlighting two models of burnout. *Group and Organization Studies,* **14**, 5–13.

Golembiewski, R. T., & Munzenrider, R. F. 1983 Testing three phases model of burnout: Mapping of worksite descriptors. *Journal of Health and Human Resources Administration, 5,* 374–393.

Golembiewski, R. T., & Munzenrider, R. F. 1984 Phases of psychological burnout and organizational covariants: A replication using norms from a large population. *Journal of Health Resource Administration,* **7**, 290–323.

Golembiewski, R. T., Munzenrider, R. F., & Carter, D. 1983 Phase of progressive burnout and their work-site covariants. *Journal of Applied Behavioral Science,* **13**, 461–482.

Golembiewski, R. T., Scherb, K., & Boudreau, R.A. 1993 Burnout in cross-national settings: Generic and model-specific perspectives. In W. B. Schaufeli, C. Maslach, & T. Marek (Eds.) *Professional burnout.* Washington, DC:Taylor & Francis. Pp.217–236.

Green, D. E., & Walkey, F. H. 1988 A confirmation of the three-factor structure of the Maslach Burnout Inventory. *Educational and Psychological Measurement,* **48**, 579–585.

Greenglass, E. 1991 Burnout and gender: Theoretical and organizational implications. *Canadian Psychology,* **32**, 562–572.

Hackett, G. 1995 Self-efficacy in career choice and development. In A. Bandura (ed.), *Self-efficacy in changing societies.* Cambridge University Press. Pp.232–258.

Hackman J. R., & Oldham G. R. 1980 *Work Redesign.* Reading, MA: Addison-Wesley, 1980.

Hallsten, L. 1993 Burning out: A framework. In W. B. Schaufeli, C. Maslach, & T. Marek (Eds.) *Professional burnout.* Washington, DC: Taylor & Francis. Pp.95–113.

Hare, J., Pratt, C. C., & Andrews, D. 1988 Predictors of burnout in professional and paraprofessional nurses working in hospitals and nursing homes.

71, 1–18.
Dolan, S. N. 1987 The relationship between burnout and job satisfaction in nurses. *Journal of Advanced Nursing*, **12**, 3–12.
Ekborg, J. Y., Griffith, N., & Foxall, M. J. 1986 Spouse burnout syndrome. *Journal of Advanced Nursing*, **11**, 161–165.
Enzmann, D., Schaufeli, W.B., Janssen, P., & Rozeman, A. 1998 Dimensionality and validity of the Burnout Measure. *Journal of Occupational and Organizational Psychology*, **71**, 331–351.
Etzion, D. 1984 Moderating effect of social support on the stress-burnout relationship. *Journal of Applied Psychology*, **69**, 615–622.
Etzion, D., Kafry, D., & Pines, A. 1982 Tedium among managers: A cross-cultural, American-Israeli comparison. *Journal of Psychology and Judaism*, **7**, 30–41.
Etzion, D., & Pines, A. 1986 Sex and cultural in burnout and coping among human service professionals: A social psychological perspective. *Journal of Cross-Cultural Psychology*, **17**, 191–209.
Etzion, D., Pines, A., & Kafry, D. 1983 Coping strategies and the experience of tedium : A cross-cultural comparison between Israelis and Americans. *Journal of Psychology and Judaism*, **8**, 41–52.
Farber, B. 1983 Dysfunctional aspects of the psychotherapeutic role. In B. Farber (Ed.), *Stress and burnout in the human service professions*. New York: Pergamon Press. Pp.97–118.
Fimian, M. J., & Blanton, L. P. 1987 Stress, burnout, and role problems among teacher trainees and first-year teachers. *Journal of Occupational Behavior*, **8**, 157–165.
Folkman, S. 1984 Personal control, stress and coping processes: A theoretical analysis. *Journal of Personality and Social Psychology*, **46**, 839–852.
French, J.R.P.Jr., Rodgers, W., & Cobb, S. 1974 Adjustment as person-environment fit. In G.V. Coelho, D.A. Hamburg, & J.E. Adams (Eds.) *Coping and Adaptation*. New York:Basic Books. Pp.316–333.
Freudenberger, H. J. 1974 Staff burnout. *Journal of Social Issues*, **30**, 159–165.
Freudenberger, H. J. 1975 The staff burn-out syndrome in alternative institutions. *Psychotherapy: Theory, Research and Practice*, **12**, 73–82.
Freudenberger, H. J. 1977 Burn-out : Occupational hazard of the child care worker. *Child Care Quarterly*, **6**, 90–99.
Friesen, D., & Sarros, J. C. 1989 Sources of burnout among educators. *Jour-*

Boles, J. S., Dean, D. H., Ricks, J. M., Short, J. C., & Wang, G. 2000 The dimensionality of the Maslach Burnout Inventory across small business owners and educators. *Journal of Vocational Behavior*, **56**, 12-34.

Borland, J. J. 1981 Burnout among workers and administrators. *Health and Social Work*, **6**, 73-78.

Bramhall, M., & Ezell, S. 1981 How burned out are you? *Public Welfare*, **39**, 23-27.

Brookings, J. B., Bolton, B., Brown, C. E., & McEvoy, A. 1985 Self-reported job burnout among female human service professionals. *Journal of Occupational Behavior*, **6**, 143-150.

Burke, R. J., Shearer, J., & Deszca, G. 1984 Burnout among men and women in police work: An examination of the Cherniss model. *Journal of Health and Human Resource Administration*, **17**, 162-188.

Catalan, J., Burgess, A., Pergami, A., Hulme, N., Gazzard, B., & Phillips, R. 1996 The psychological impact on staff of caring for people with serious diseases: The case of HIV infection and oncology. *Journal of Psychosomatic Research*, **40**, 425-435.

Cherniss, C. 1980 *Professional Burnout in Human Service Organizations.* New York: Praeger.

Cherniss, C. 1993 Role of professional self-efficacy in etiology and amelioration of burnout. In W. B. Schaufeli, C. Maslach, & T. Marek (Eds.) *Professional burnout.* Washington, DC:Taylor & Francis. Pp. 135-149.

Cherniss, C., & Krantz, D. L. 1983 The ideological community as an antidote to burnout in the human services. In B. Farber (ed.), *Stress and burnout in the human service professions.* New York: Pergamon Press. Pp.198-212.

Constable, J. F., & Russell, D. W. 1986 The effect of social support and the work environment upon burnout among nurses. *Journal of Human Stress*, **12**, 20-26.

Corcoran, K. J. 1986 Measuring burnout: A reliability and convergent validity study. *Journal of Social Behavior and Personality*, **1**, 107-112.

Cordes, C. L., & Dougherty, T. W. 1993 A review and an integration of research on job burnout. *Academy of Management Review*, **18**, 621-656.

Davis, E. W., & Barrett, M. 1981 Supervisions for management of work stress. *Administration in Social Work*, **5**, 55-64.

De Rijk, A.E., Le Blanc, P.M., Schaufeli, W.B., & De Jonge, J. 1998 Active coping and need for control as moderators of the Job Demand-Control model: Effects on burnout. *Journal of Occupational and Organizational Psychology*,

引用文献

Anderson, M.B.G., & Iwanicki, E.F.　1984　Teacher motivation and its relationship to burnout. *Educational Administration Quarterly*, **20**, 109－132.

新井肇　1999　「教師」崩壊――バーンアウト症候群克服のために　すずさわ書店

Bacharach, S. B., Bamberger, P., & Conley, S.　1991　Work-home conflict among nurses and engineers: Mediating the impact of role stress on burnout and satisfaction at work. *Journal of Occupational Behavior*, **12**, 39–53.

Bandura, A.　1989　Human agency in social cognitive theory. *American Psychologist*, **44**, 1175－1184.

Bandura, A.　1995　*Exercise of personal and collective efficacy in changing societies. In A. Bandura (ed.), Self-efficacy in changing societies.* Cambridge University Press. Pp.1－45.

Bartz, C., & Maloney, J. P.　1986　Burnout among intensive care nurses. *Research in Nursing and Health*, **9**, 147－153.

Beck, C. L., & Gargiulo, R. M.　1983　Burnout in teachers of retarded and nonretarded children. *Journal of Educational Research*, **76**, 169－173.

Beck, A. T., Steer, R. A., & Brown, G. K.　1996　*Beck Depression Inventory* (2nd ed.). San Antonio, TX: The Psychological Corporation.

Belcastro, P. A., Gold R. S., & Grant, J.　1982　Stress and Burnout:　Physiologic effects on correctional teachers. *Criminal Justice and Behavior*, **9**, 387－395.

Belcastro, P. A., Gold R. S., & Hays, L.C.　1983　Maslach Burnout Inventory: Factor structures for samples of teachers. *Psychological reports*, **53**, 364－366.

Bernier, D.　1998　A study of coping: Successful recovery from severe burnout and other reactions to severe work-related stress. *Work & Stress*, **12**, 50－65.

Billings, A. G., & Moos, R. H.　1984　Coping, stress and social resources among adults with unipolar depression. *Journal of Personality and Social Psychology*, **46**, 877－891.

採点方法

以下の手順にしたがって，「情緒的消耗感」，「脱人格化」，「個人的達成感の低下」の３つの下位尺度の得点を算出する。

各項目の得点は，「いつもある」＝５点，「しばしばある」＝４点，「時々ある」＝３点，「まれにある」＝２点，「ない」＝１点とする。

「情緒的消耗感」

項目番号１，７，８，12，16の得点を合計して，５で割る。

「脱人格化」

項目番号３，５，６，10，11，14の得点を合計して，６で割る。

「個人的達成感の低下」

項目番号２，４，９，13，15，17の得点の合計を36から引いて，６で割る。

いつもある	しばしばある	時々ある	まれにある	ない
5	4	3	2	1
5	4	3	2	1
5	4	3	2	1
5	4	3	2	1
5	4	3	2	1
5	4	3	2	1
5	4	3	2	1
5	4	3	2	1
5	4	3	2	1
5	4	3	2	1
5	4	3	2	1
5	4	3	2	1
5	4	3	2	1
5	4	3	2	1
5	4	3	2	1
5	4	3	2	1
5	4	3	2	1

■付録：（日本版）バーンアウト尺度（久保，1998）

あなたは最近６カ月ぐらいのあいだに，次のようなことを どの程度経験しましたか。 右欄のあてはまると思う番号に○印をつけてください。	
1	こんな仕事，もうやめたいと思うことがある。
2	われを忘れるほど仕事に熱中することがある。
3	こまごまと気くばりすることが面倒に感じることがある。
4	この仕事は私の性分に合っていると思うことがある。
5	同僚や患者の顔を見るのも嫌になることがある。
6	自分の仕事がつまらなく思えてしかたのないことがある。
7	１日の仕事が終わると「やっと終わった」と感じることがある。
8	出勤前，職場に出るのが嫌になって，家にいたいと思うことがある。
9	仕事を終えて，今日は気持ちのよい日だったと思うことがある。
10	同僚や患者と，何も話したくなくなることがある。
11	仕事の結果はどうでもよいと思うことがある。
12	仕事のために心にゆとりがなくなったと感じることがある。
13	今の仕事に，心から喜びを感じることがある。
14	今の仕事は，私にとってあまり意味がないと思うことがある。
15	仕事が楽しくて，知らないうちに時間がすぎることがある。
16	体も気持ちも疲れはてたと思うことがある。
17	われながら，仕事をうまくやり終えたと思うことがある。

著者略歴

久保真人《くぼまこと》

1983年　京都大学文学部卒業
1988年　京都大学文学研究科博士課程中退
1998年　京都大学文学研究科　博士（文学）取得
現　在　同志社大学政策学部・総合政策科学研究科教授

主要著書

バーンアウトの理論と実際（誠信書房，共著）
感情マネジメントと癒しの心理学（朝倉書店，編著）
介護サービスマネジメント（ナカニシヤ出版，共著）
社会・政策の統計の見方と活用――データによる問題解決（朝倉書店，編著）
よくわかる看護組織論（ミネルヴァ書房，編著）など

セレクション社会心理学―23
バーンアウトの心理学
――燃え尽き症候群とは――

2004年6月25日 ©　初版発行
2019年5月25日　初版第5刷発行

著　者　久保真人　　発行者　森平敏孝
　　　　　　　　　　印刷者　杉井康之
　　　　　　　　　　製本者　米良孝司

発行所　株式会社　サイエンス社
〒151-0051　東京都渋谷区千駄ヶ谷1丁目3番25号
営業　☎(03)5474-8500(代)　振替　00170-7-2387
編集　☎(03)5474-8700(代)
FAX　☎(03)5474-8900

組版　ビーカム
印刷　ディグ　　製本　ブックアート

ISBN4-7819-1069-6

PRINTED IN JAPAN

サイエンス社のホームページのご案内
http://www.saiensu.co.jp
ご意見・ご要望は
jinbun@saiensu.co.jp　まで．